デンタル・コミュニケーション・ブックス

口もとからつくる きれいな笑顔

歯学博士 舩木 純三

let's
smile
training

わかば出版

口もとからつくる きれいな笑顔 ● 目 次

3 〈はじめに〉笑顔のもつ力をご存じですか？

Part 1　幸せを呼ぶ笑顔の法則

4 オードリー・ヘプバーンが愛される理由
6 まずは、自分の笑顔の特徴を知りましょう
8 年齢とともに、笑顔は変わります

Part 2　さあ、スマイルトレーニングをはじめましょう！

10 Smile Interview
「トレーニングをはじめて、わずか1カ月弱で効果が実感できました」
12 一般的なスマイルトレーニング
14 口角の左右差をなくすトレーニング
16 あわせて行いたい唇・舌・目のエクササイズ
18 矯正治療後のホワイトニングで、さらに印象アップ！

Part 3　矯正治療で、美しいスマイルを手に入れる

20 Case 1 ● 上顎前突（出っ歯）
22 Case 2 ● 叢生（そうせい／乱ぐい歯・八重歯）
24 Case 3 ● 下顎前突（受け口）
26 Case 4 ● 開咬（かいこう）／空隙歯列（すきっ歯）／
　　　　　　ガミースマイル（過蓋咬合）
28 Case 5 ● 顎変形症

30 素晴らしい笑顔との出会い
31 〈関連データ集〉

〈はじめに〉

笑顔のもつ力をご存じですか？

あなたは「笑顔」と聞いて、どのような人の笑顔を思い浮かべますか？

お気に入りの芸能人、恋人、家族、それとも友人の笑顔でしょうか。美しい笑顔は人との関わりをスムーズにして、自分のストレスも減らし、心と身体を健康にすることが知られています。

しかし、残念なことに欧米と比べると、すべての日本人が初対面での挨拶などで交わす笑顔（社会的スマイル）は、美しいとは決していえません。その理由には、日本人の感情を抑える文化、すなわち口もとを隠したり、歯を見せずに笑うという奥ゆかしい文化、そして恥ずかしがり屋の性質があるようです。

でもご安心ください。この本でしっかり笑顔のトレーニング（スマイルトレーニング）を行い、もし、歯や歯並びの不具合があれば、それを改善することで、たとえ初対面や突然の写真撮影でも必ず、好感のもてる笑顔を手に入れることができます。

その素晴らしいあなたの笑顔によって、まわりの人々の心を明るくすることができるばかりか、仕事やプライベートで大きなチャンスが訪れることでしょう。笑顔のトレーニングは何歳からでもはじめられます。手遅れということはありません。これからの明るい人生のために、この本が少しでもお役に立てば、これほどうれしいことはありません。

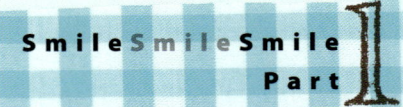 幸せを呼ぶ笑顔の法則

気持ちを前向きにしたり、対人関係を円滑にしたり。
笑顔には多くの効用がありますが、どんな笑顔でも人によい印象を与えられるわけではありません。
ここでは、印象をよくする美しい笑顔のために知っておきたいコツをまとめました。

オードリー・ヘプバーンが愛され続ける理由のひとつ、それは笑顔の美しさにあります。

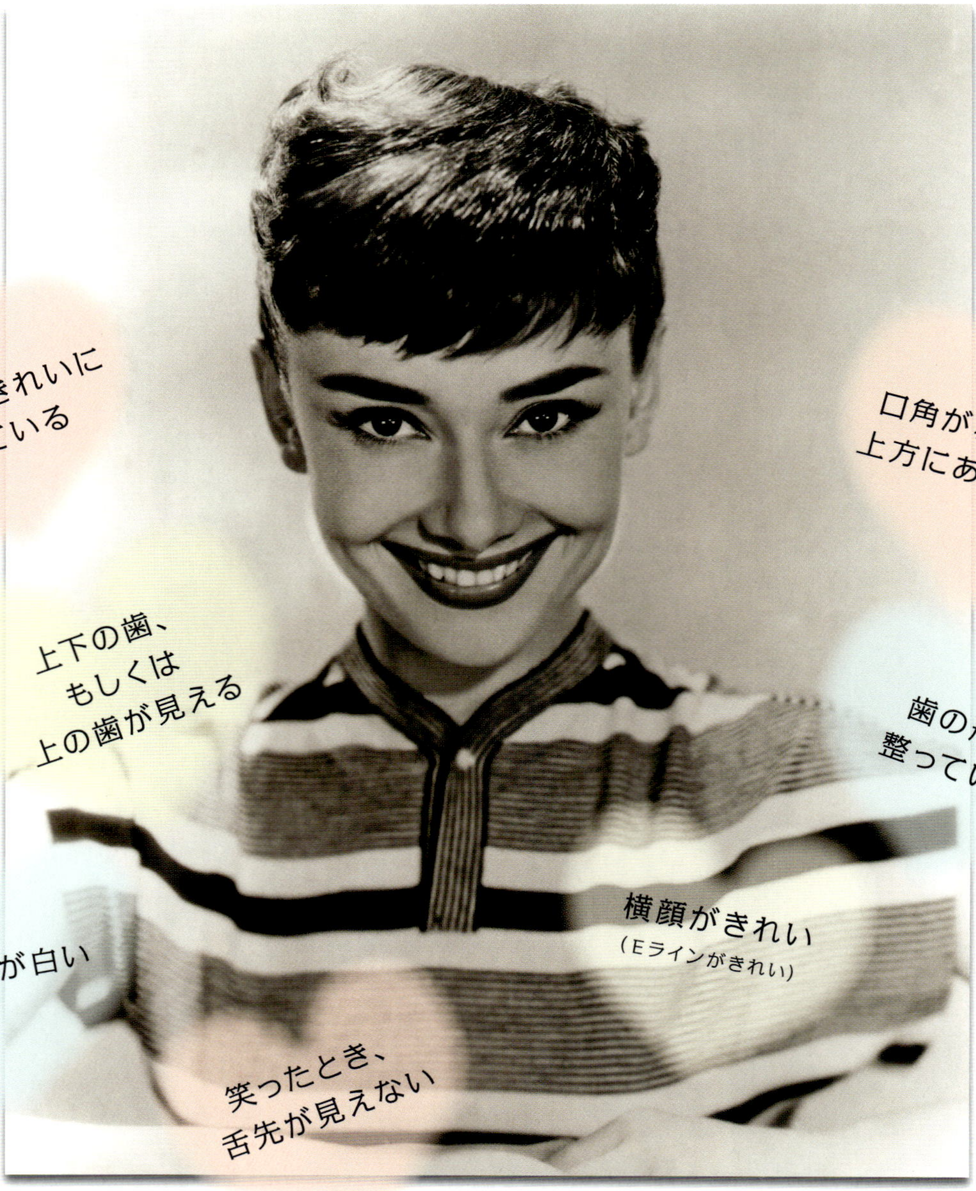

- 歯並びがきれいに整っている
- 口角が左右対称で上方にあがっている
- 上下の歯、もしくは上の歯が見える
- 歯の形が整っている
- 歯の色が白い
- 横顔がきれい（Eラインがきれい）
- 笑ったとき、舌先が見えない

©Alamy/PPS

美しい笑顔をつくる7つのポイント

ポイント1　歯並びがきれいに整っている

●正中線（せいちゅうせん）
頭から縦にまっすぐ通る身体の中心線。歯科では上下顎の中切歯（前歯）中央のラインを指し、それが上下で一致し、顔の正中線とも一致していることが理想です。

●スマイルライン
笑ったときに見える上の歯の先端（切縁／せつえん）を結んだ水平的仮想線。上の前歯から左右の第一小臼歯（前歯から4番目の歯）までの合計8本の切縁のカーブが、下唇のカーブに沿っているのが理想です。

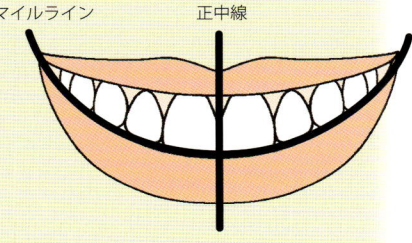

ポイント2　口角が左右対称で上にあがっている

笑ったとき、口の両端（口角／こうかく）の位置に左右差がなく、後上方にあがっているのが美しい笑顔の基本です。

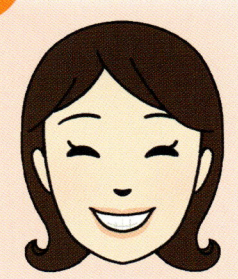

ポイント3　上下の歯、もしくは上の歯が見える

日本では上下の歯が見えて、歯肉がほとんど見えない笑顔が好まれる傾向があります（欧米では下の歯が見えず、上の歯だけが見える笑顔が好まれます）。

ポイント4　歯の色が白い

もともと日本人は欧米人より、肌の色と同様に歯も黄色っぽいのですが、国際化（グローバリゼーション）や清潔志向のため、現在は白い歯が好まれています。

ポイント5　歯の形が整っている

男性は四角形、女性は丸みのある前歯の形が多く、男女で形がやや異なります。左右の歯と歯肉の高さのバランスがとれた状態が理想的です。

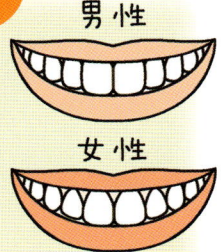

ポイント6　笑ったとき、舌先が見えない

日常では、舌は上あごの前方中央（☞17ページ）に位置しているのが基本。笑ったとき、舌がそれより前に出ていると少々だらしなく感じるとともに、口角が上方にあがりにくくなります。

ポイント7　横顔がきれい（Eラインがきれい）

鼻先とあご先を結ぶラインがEライン（エステティックライン）。これが横顔の美しさの基準となっています。日本人の場合、上下の唇がEラインに接するか、やや内側に収まるのが理想的です。

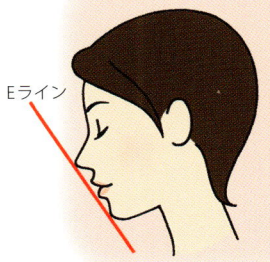

幸せを呼ぶ笑顔の法則

まずは、自分の笑顔の特徴を知りましょう

よくない印象につながる笑顔、していませんか？

口を手で隠す笑い

日本人の約90％が「笑うときに口を手で隠す」という調査結果があります。欧米では自分を主張し、整った白い歯を見せて笑うことは仕事やプライベートで重要だと考えられています。一方、日本では自分の感情を抑えることがよしとされた時代がありました。「隠し笑い」は、その名残かもしれません。

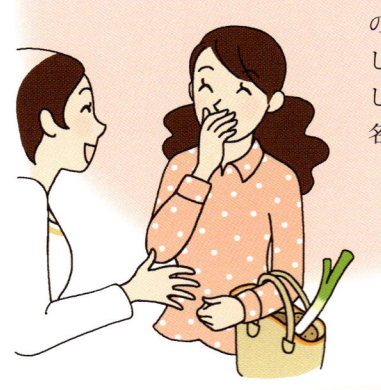

ニタニタ笑い

バツの悪い状態から抜け出したり、気持ちの落ち込みを和らげるために行う笑いです。欧米人には意味不明とされるこの笑いは「ジャパニーズスマイル」ともいわれます。明治の文豪、小泉八雲は、そんな笑いを「相手に不快感を与えないための心遣いだ」と述べていますが、現代では精神状態と相反する笑顔はグローバル・スタンダードとはいえません。

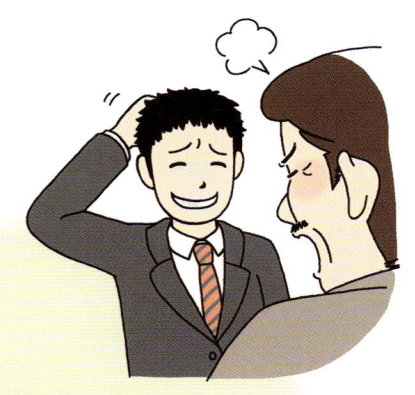

引きつれた笑い

自分の笑顔に自信がなかったり、緊張したときなどによく現れる、顔の筋肉が引きつったような不自然な笑顔です。普段からあまり笑わない人は、表情筋がほぐれていないため、このような引きつれ笑いが起こりやすくなります。

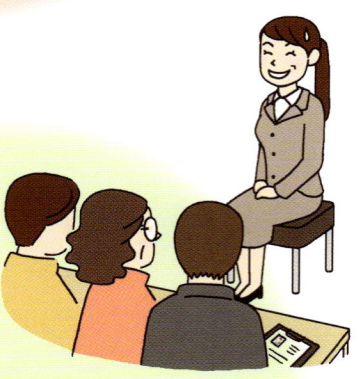

左右非対称の笑い

笑うときは口角が後上方に引っぱられますが、そのとき口角の左右の高さが違うと、笑った表情に歪みが現れます。米国の心理学者ポール・エックマンによれば、こうした笑いは本心をごまかそうとしているときによく出るといわれています。

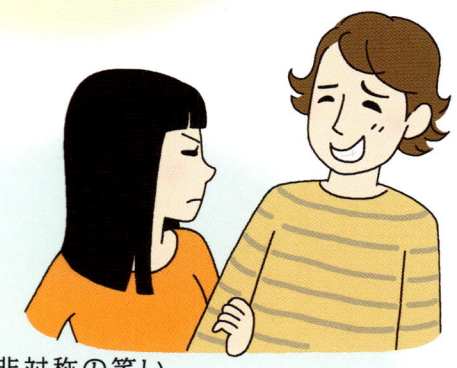

セルフチェック！ あなたの笑顔は、どのタイプ？

●チェック1
鏡の前に正面を向いて立ち、いつものように笑ってみましょう。そのとき口角の位置は、図のMとNの点に対してどこにあるでしょうか？

Aタイプ
口角がMより上にある
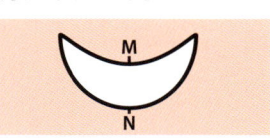

Bタイプ
口角とMとが、ほぼ並行にある
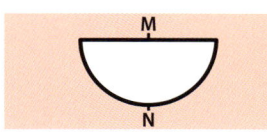

Cタイプ
口角がMとNの間にある
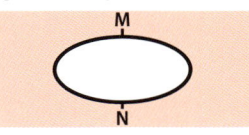

Dタイプ
口角がNとほぼ並行にある
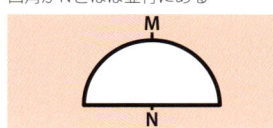

●チェック2
チェック1で笑ったとき、歯や歯肉がどのように見えるでしょうか？

タイプ1
上の歯や歯肉が見える
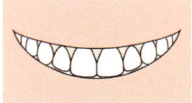

タイプ2
上下の歯が見えて、歯肉が見えない
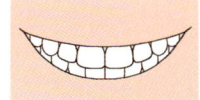

タイプ3
下の歯や歯肉が見える
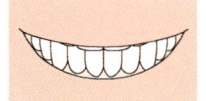

チェック1と2の結果を組み合わせて、右に示した12種類の笑顔の分類図に当てはめてみましょう。

例）チェック1で**Aタイプ**、チェック2で**タイプ2**☞**A-2**

A-1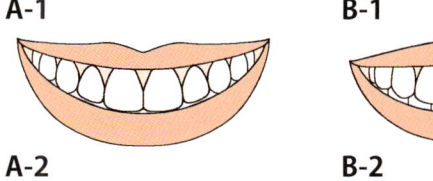
B-1
A-2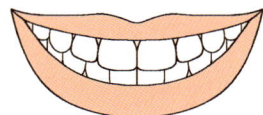
B-2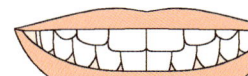
A-3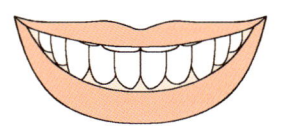
B-3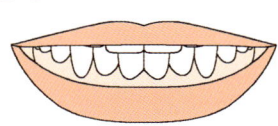
C-1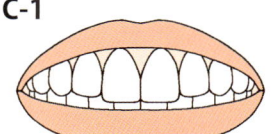
D-1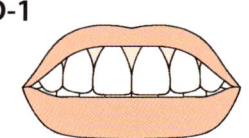
C-2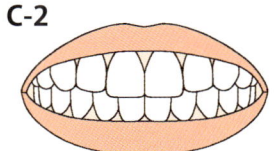
D-2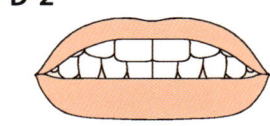
C-3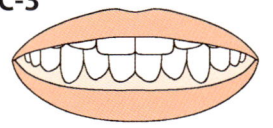
D-3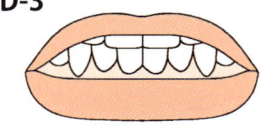

日本人で一番好感度が高いのは「A-2」スマイル

国内でアンケートをとったところ、12種類のスマイルの中でもっとも好感度が高かったのは「A-2」でした。これは口角が上唇の中点より上にあがり、上下の歯が見えて、ほとんど歯肉が見えないスマイルです。そして、次に人気があったのが、上の歯が見える「A-1」。逆に、一番好感度が低かったのは、口角が上唇の中点より下がり、下の歯肉まで見える「D-3」でした。口角が下がると、相手に不平や不満があるような印象を与え、暗い表情に見えてしまいます。D-3タイプは口角をあげる顔の筋肉が衰えた高齢者に多いのですが、残念ながら若い人の中にも2割程度の割合でいることがわかっています。（☞31ページ）

年齢とともに、笑顔は変わります

日本人は美しい笑顔をつくるうえで不利な点があります。それは言語。
日本語は、欧米のような「パピプペポ」という破裂音とは違い、
口を動かさなくても発音できる母音が中心なため、表情筋が衰えやすいのです。
ぜひ、毎日のトレーニングで表情筋を鍛えましょう。

表情筋が衰えると、表情が乏しくなってしまう

人間の顔には約24種類の「表情筋」という筋肉があります。それが加齢によって衰えると、シワやたるみにつながったり、豊かな表情や笑顔をつくりにくくなると言われています。表情筋が思うように働かないため、自分では笑っているつもりでも表情が乏しくなり、明るくない印象を与えてしまうのです。

口角が下がっていると、不機嫌な印象を与えがち

表情筋が衰えると口角も下がるため、真顔でいると怒っているような印象を与えがちです。また、口を閉じたときに口角が下がる方も（Ⓐ）。口を閉じてリラックスしているときも、口角をあげておくよう（Ⓑ）意識するとよいでしょう。

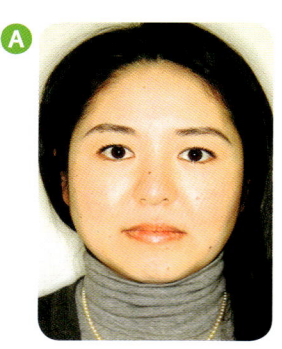
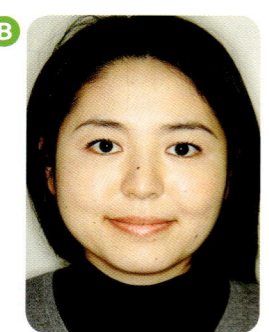

口角の位置が変わるだけで、印象が大きく変わります。

笑ったときに下の歯が見えると、若くても老けた印象に

下の歯が見えやすくなるのも加齢に伴う変化のひとつ。原因は表情筋の衰えのほか、歯周病やむし歯などで歯がなくなったり、奥歯の摩耗によって、咬み合わせの高さが低くなるため。それによって老けた印象につながってしまうのです。ただし、下顎前突（受け口）の人は下あごが前に出ているため、加齢に関係なく、笑うと下の前歯が見えやすくなります。

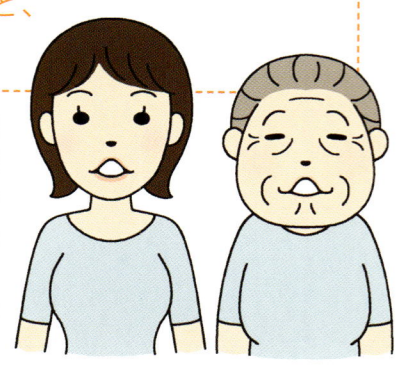

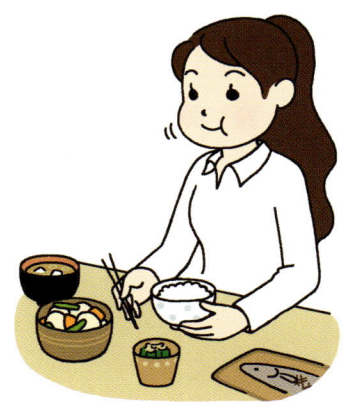

口のまわりの筋肉が衰えることで咀嚼力（そしゃくりょく）が弱まると、唾液の分泌が減少します。唾液には食物の消化を高めるアミラーゼのほか、脳や身体の老化防止や細胞の活性化にEGFやNGF成分が含まれています。そんな唾液の分泌を促すには、よく噛んで食べること。噛むことであごや頭の骨・筋肉などの組織が強くなるだけでなく、脳神経が刺激されて脳の働きが活発になります。また、舌の味細胞や脳の味覚中枢を刺激して食べものがおいしく味わえたり、唾液に含まれるペルオキシダーゼやカタラーゼなどの酵素が、発がん物質の働きを抑制するともいわれています。

唾液とアンチエイジングの密接な関係

笑顔をつくる表情筋のいろいろ

笑顔に関係する代表的な表情筋をご紹介しましょう。動かしている筋肉をイメージしながらトレーニングをすると、効果的です。

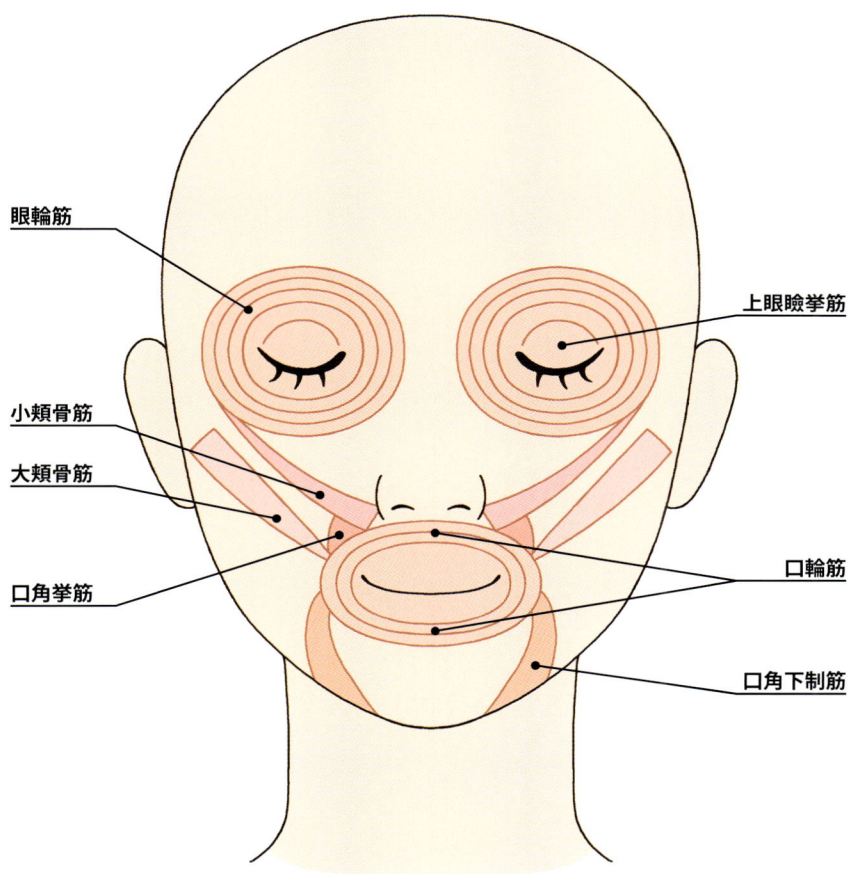

● **眼輪筋（がんりんきん）**
眼の周囲をとりまく筋肉。目を閉じる働きがあります。

● **口角挙筋（こうかくきょきん）**
鼻の下方から口角に達する筋肉。口角をあげる働きがあります。

● **大頬骨筋（だいきょうこつきん）**
頬骨から口角に入る筋肉。口角を外上方にあげる働きがあり、笑顔をつくるのに重要な筋肉。衰えると、口角が下がって老けた印象の口もとに。

● **小頬骨筋（しょうきょうこつきん）**
眼輪筋の下にあるほお骨の外側から鼻翼（鼻の横）に向かう筋肉。上唇や鼻翼を引きあげる働きがあります。

● **上眼瞼挙筋（じょうがんけんきょきん）**
眼の上部にある薄い三角形の筋肉。眼を開く作用があります。

● **口輪筋（こうりんきん）**
口の周囲をとりまく筋肉。さまざまな口の表情をつくり出す働きをし、衰えると口のまわりのたるみやシワはもちろん、唇の色もくすんでしまいます。

● **口角下制筋（こうかくかせいきん）**
下あごの前方から口角に入る筋肉。悲しいときなど、口角を下方に下げる働きをします。この筋肉が強力だと、唇を閉じたときや笑ったときに口角が下がってしまいます。

Smile Self Check

あなたのスマイルを採点しましょう
鏡を見ながら、当てはまる数字を足してください。

セルフチェック◆1
*5ページを読んでチェックしてください

	よい	普通	よくない
1. 歯並び	3	2	1
2. 口角の左右差	3	2	1
3. 歯の見え方	3	2	1
4. 歯の色	3	2	1
5. 歯の形	3	2	1
6. 舌先の位置	3	2	1
7. Eライン	3	2	1
小　計			/21

セルフチェック◆2
*6ページを読んでチェックしてください

	しない	時々	よくする
8. 口を手で隠す	3	2	1
9. ニタニタ笑い	3	2	1
10. 引きつれ笑い	3	2	1
11. 左右非対称の笑い	3	2	1
小　計			/12

セルフチェック3◆
*7ページを読んでチェックしてください

12.	A-2　A-1	12
13.	B-2　B-1	8
14.	C-2　A-3　D-2　C-1	6
15.	D-1　B-3　C-3　D-3	3
小　計		/12

セルフチェック1・2・3の合計	/45

● **採点結果**

39点以上 素晴らしいスマイルです。歯の手入れも忘れずに、これからもきれいな笑顔を保ちましょう。

38～29点 ほぼ良好なスマイルです。さらにステップアップするようトレーニングしてください。

28～16点 きれいなスマイルまであと一歩。トレーニングに励みましょう。歯の問題は歯科医にご相談を。

15点以下 スマイルトレーニングや歯科治療が必要です。がんばってください。

SmileSmileSmile Part 2 さあ、スマイルトレーニングをはじめましょう！

笑顔の効用がわかったところで、さっそく笑顔づくりの練習をはじめましょう。
ここでは、短期間で効果をあげる代表的なスマイルトレーニングの方法をご紹介します。
形からマスターして、心のこもったナチュラルな笑顔を目指しましょう。

「トレーニングをはじめて、わずか1カ月弱で効果が実感できました」

佐藤 三千代 さん（48歳）

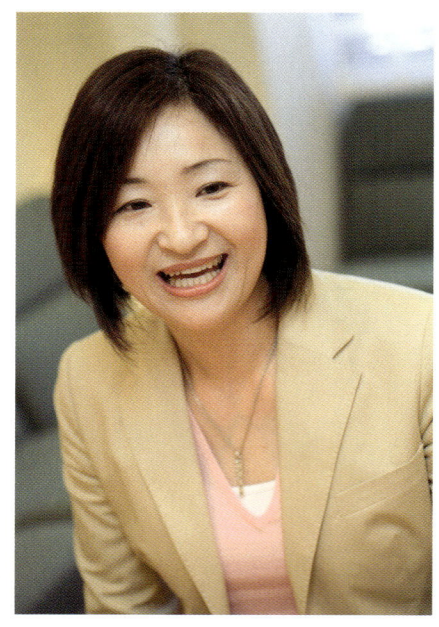

40代になって、コンプレックスだった歯並びを矯正で治療

「昔、撮った写真と比べると、だんぜん今のほうがよく笑っていますね」と話す佐藤さんは、矯正治療の後、スマイルトレーニングを受けて、弾けるような素敵な笑顔を手に入れた女性。インタビュー中も、会話のたびにまわりの空気まで明るくするような美しいスマイルがこぼれます。そんな佐藤さんも、かつては上下の前歯が逆に咬み合う下顎前突（受け口）やデコボコした歯並びがコンプレックスで、歯を見せて笑うことに抵抗があったそうです。

「子どもの頃から受け口で、しかも八重歯もあったんです。若いときは『八重歯が可愛い』なんて言われることもありましたが、年齢とともにそんなに可愛くないって思えてきて（笑）」

そこで、42歳から、矯正治療を受けることに。

「矯正治療は歯を支える骨がしっかりしていれば、いくつになっても始められると知ったのも、治療に踏み切ったきっかけです」

治療後、スマイルトレーニングで笑顔をバージョンアップ

矯正治療中、日を追うごとに整っていく自分の歯を毎日鏡で見ていたという佐藤さん。そして治療後は、さらに素敵な笑顔を目指すために、クリニックでスマイルトレーニングを受けることに決めました。

「きれいな歯を見せた笑顔ならそれで十分素敵だと、ずっと思っていたんです。でも、実際にはそうじゃなく、笑ったときの唇の形も印象を大きく左右するんですね。私の場合、笑うと右の口角が左側より下がると先生に指摘されて、はじめて左右の口角を均等にあげる大切さに気づきました」

笑ったときに口角に左右差が現れる人の中には、筋肉のマヒやあごの骨格に問題がある場合もありますが、佐藤さんは、生活習慣などのためか、右側の筋肉が硬くなっていることが原因でした。そこで、さっそくこの本の12ページ以降に紹介されているスマイルトレーニングを1日2回、3セットずつ実践。

「せっかく矯正治療で歯並びや咬み合わせを治したんですから、もっときれいな

笑顔になりたいと思って、表情筋をほぐしてから口角をあげる練習を毎日欠かさず行いました。スマイルスケール（☞13ページ）という専用の道具を使い出してからは、唇の開き方や口角のあがり具合がはっきり数値でわかるようになって、ますますやる気が出ましたね」

トレーニング後4週間で、口もとのゆがみが改善！

なにかと三日坊主に終わりがちなトレーニングですが、佐藤さんは「歯磨き後には鏡を見ながら必ず行う」というように、毎日の生活習慣に組み込むことで継続。そして、その効果は1カ月も経たずに現れました。
「1回わずか3〜5分のトレーニングを始めて、たった4週間後には、もう口角の左右差が改善されていたんです。うれしかったですね。もちろん、今もスマイルトレーニングは続けていますよ。私の日課ですから（笑）」

矯正治療を受けるという少しの勇気と、表情筋を鍛えるという少しの努力で手に入れた美しい笑顔。その変化をそばで見ていたご主人は、一番喜んでくれるのだそうです。
「すっきりした口もとになりたいという長年の夢がついに叶ってよかったねと言ってくれます。私自身、あまり意識したことはありませんが、笑顔に自信がもてたことで、気持ちの中では以前より積極的になれた気もしますね。今後は、歯のホワイトニングもして、もっときれいな笑顔をめざすつもりです」

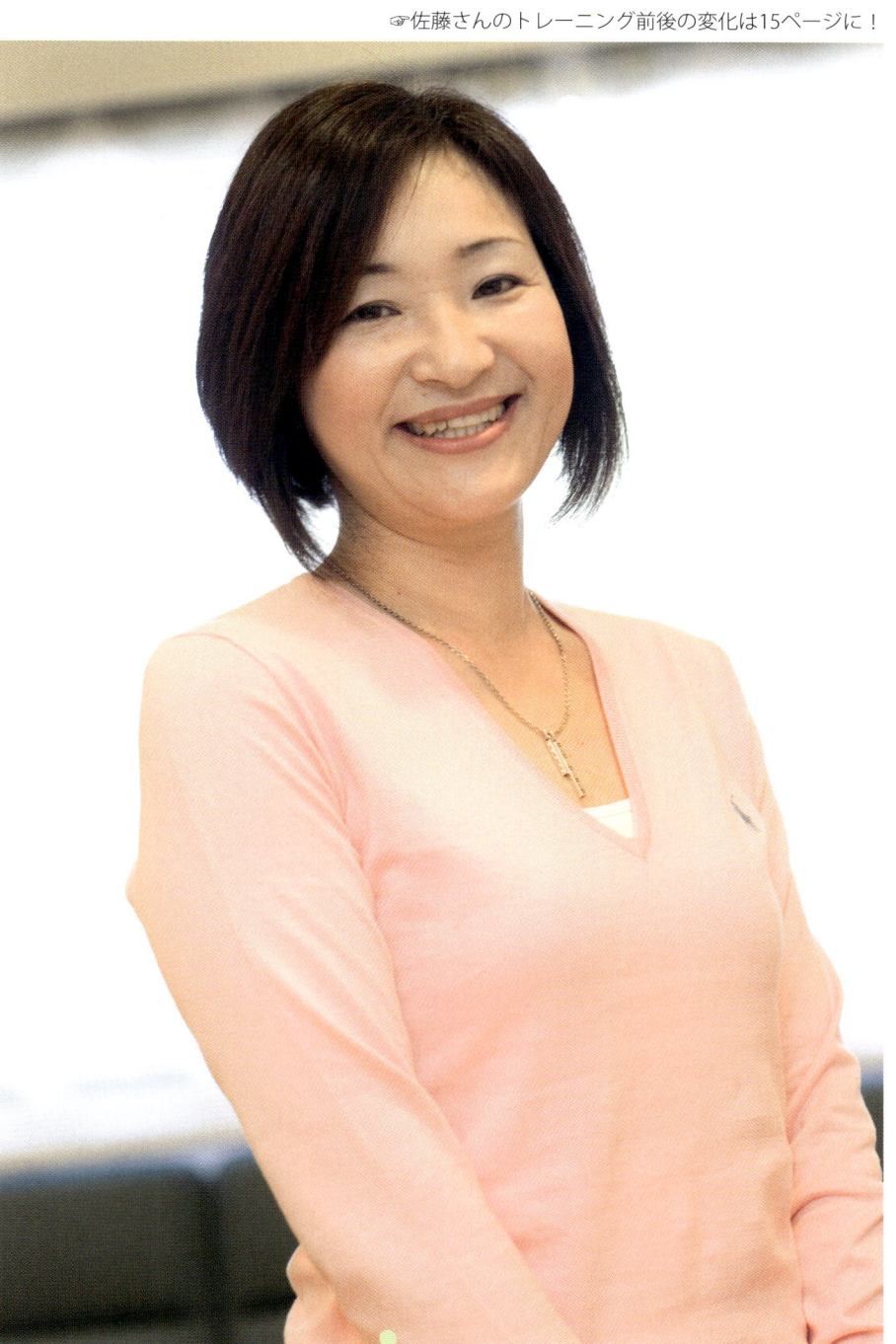

☞佐藤さんのトレーニング前後の変化は15ページに！

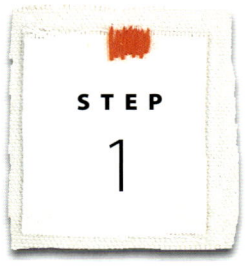

一般的なスマイルトレーニング

基本の3ステップで表情筋を強化！
笑顔をキープする力を高めましょう

スマイルトレーニングの主な目的は、左右の口角の高さを一致させることと、口角を後上方にあげること。どれも特別難しかったり、大変なものではありません。それだけに、毎日数分、無理せずに続けることが大切です。

STEP 1

発音でウォーミングアップして表情筋をやわらかく

鏡を見て、口角に力を入れながら、ゆっくりと「イー、エー、アー、オー、ウー」と、ハッキリ発音しましょう。「アー、イー、ウー、エー、オー」と発音するより、筋肉や舌の動きがスムーズになります。

1セットに10秒以上かけて3〜5回繰り返す、を1日2回。

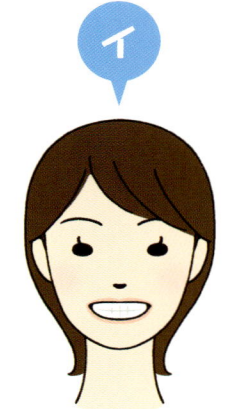 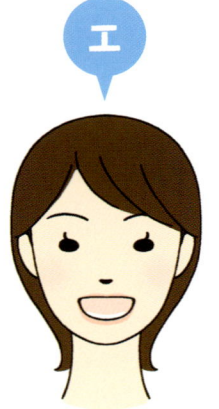 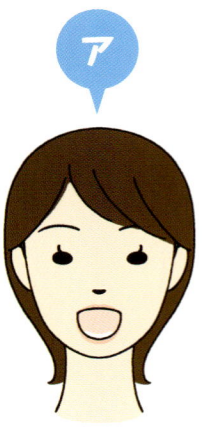 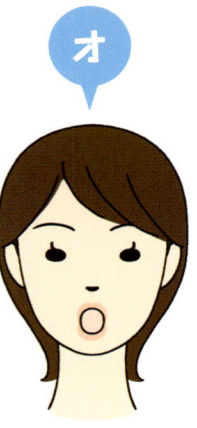 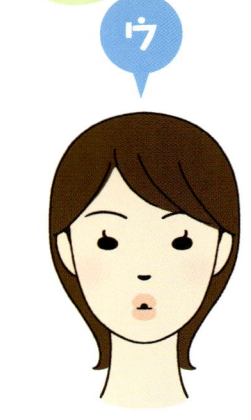

イ	エ	ア	オ	ウ
口角を左右いっぱいに開く	「イ」の口をやや縦に開く	口を上下左右に開く	口を縦に大きく開き、やや前方に突き出す	口を前方いっぱいに突き出す

STEP 2

両手の人差し指で口角を後上方に引きあげて、大頬骨筋を鍛える

口角に両手の人差し指を添えて、後上方にあげる。そのまま15秒間キープ。5秒間休憩。以後、2〜4週おきに30秒、45秒、60秒とキープ時間を長くしていきましょう。最初は口もとがヒクヒクしますが、1週間も続ければ慣れてきます。

1セットを3回以上繰り返す、を1日2回。

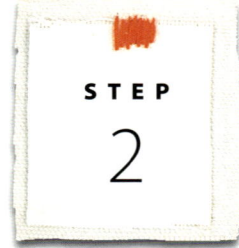

STEP 3

ステップ2のトレーニングを、指の補助なしでやってみましょう

鏡を見ながら口角のあがり具合を確認し、最大にあがるところで止めて、15秒間キープ。5秒間休憩。以後、2〜4週おきに30秒、45秒、60秒とキープ時間を長くしていきましょう。口角に左右差のある方は、割り箸などを上下の前歯で軽く噛みながら口角をあげると、左右差のチェックができます。

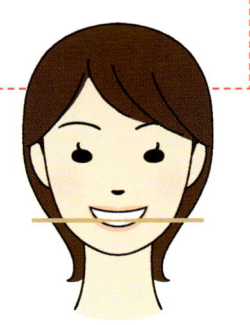

口角があがる位置をより高くするように努めながら、3セットを1日2回以上。

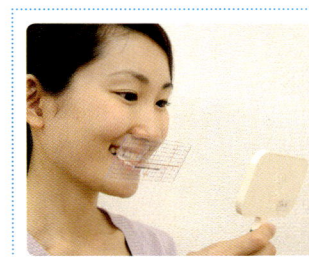

Point

割り箸のかわりに、口角の左右差や高さを目盛りで正確に判断できる「スマイルスケール」を使用すると、さらに便利です。

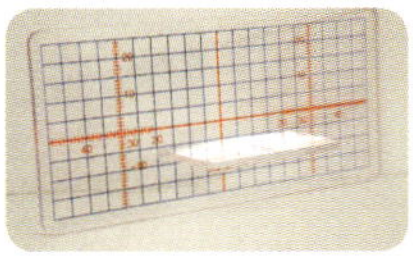

問い合わせ先：
ミツバオーソサプライ販売
TEL. 03-3949-0066

スマイルには小・中・大の3種類が。あなたに合ったスマイルポジションは？

上の4〜6本の前歯が見える程度が、小さなスマイル（クォーター・スマイル）。中くらいのスマイル（ハーフ・スマイル）は、左右の犬歯（前から3番目の歯）か第一小臼歯（前から4番目の歯）まで、上の歯が6〜8本見えるスマイル。そして、大きなスマイル（フル・スマイル）とは、左右の第二小臼歯（前から5番目の歯）か第一大臼歯（前から6番目の歯）まで、上の歯が8〜12本見えるスマイルのこと。

トレーニングを続けるうえで、「なりたいスマイル」を具体的にしておくと、やる気が出ます。いずれにしても大切なのは、口角を左右対称にあげること。形とともにスマイルの大きさの程度も鏡の前で練習して、TPOに合ったスマイルポジションを身につけましょう。

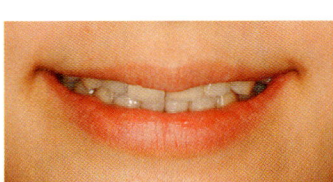
小さなスマイル

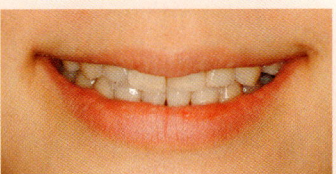
中くらいのスマイル

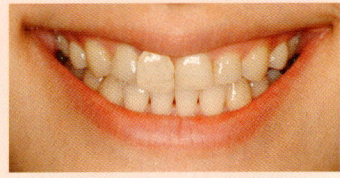
大きなスマイル

口角の左右差をなくすトレーニング

左右差が現れる原因を見極めたうえでトレーニングをプラス

笑ったとき、口角の左右の高さが揃っている方は、前ページのトレーニング方法で十分ですが、左右差がある場合は、一般的なトレーニング(前ページ)にメニューを加えて改善していきましょう。

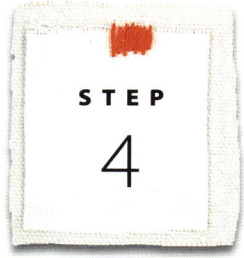

STEP 4

意識を集中して、下がっているほうの口角を後上方にあげる

前ページ〈ステップ1～3〉の後、時々、割り箸やスマイルスケールで口角の左右差をチェックしてください。左右差がある場合、指を使って下がっているほうの口角を反対の口角より大きく後上方にあげましょう。慣れてきたら左右の口角に意識を集中して、指を使わずに口角を揃えてあげる練習をします。

これを繰り返すと、ほとんどの方が数週間で改善し、数カ月で、意識しなくても笑ったときの口角の高さがほぼ一定となります。

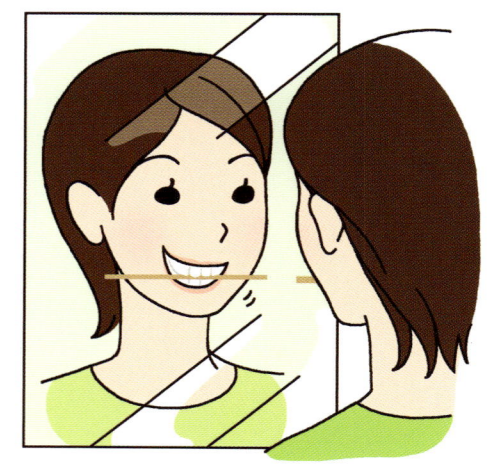

スマイル ★ 基礎知識

口角に左右差ができる原因とは？

心理的な原因のほか、八重歯などの悪い歯並びのために唇が歯に引っかかったり、上下のあごが左か右にズレていることによって生じる場合があります。また、表情筋のマヒで口角どちらかの位置が下がり、唇が引っ張られてしまうケースもあります。

左右差があることのデメリットとは？

自分が意図していなくても相手に不誠実な印象を与えてしまい、日常の対人関係で損をしがちです。また、あごの位置が原因で左右差ができている場合、ものが噛みづらく、発音も不明瞭になることがあります。

スマイルトレーニングで口角の左右差が改善

10ページにご登場いただいた佐藤さんのケースです。クリニックでの口角の左右差の分析により、矯正治療前は口角の左右差は1.93でしたが、矯正治療後にスマイルトレーニングを2カ月行うことで0.15と、ほぼ左右差のない状態に改善されました。

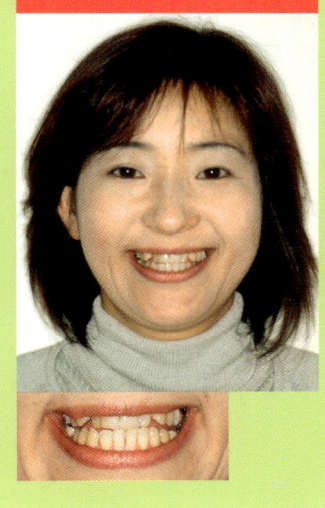
矯正治療前

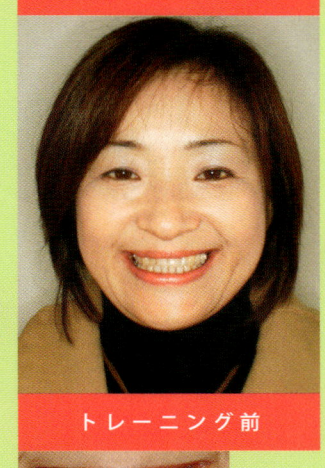
矯正治療後 / トレーニング前

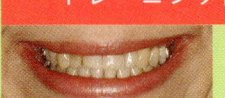

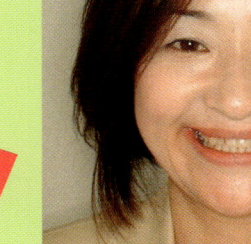
トレーニング後2カ月経過

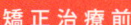

ガミースマイルでも、口角を側方に引いて上品な笑顔に

12〜13ページの〈ステップ2〜3〉をひと工夫。笑ったとき、口角を後上方にあげるのではなく、「側方に引くように」します。慣れないうちはぎこちなく感じますが、毎日トレーニングを続けると歯肉が目立たなくなり、上品な感じのスマイルになります。

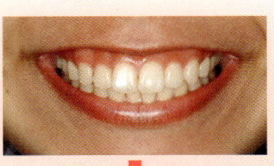
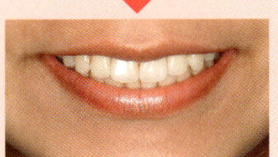

笑ったときに上の歯肉が過剰に見える（ガミースマイル☞27ページ）のが嫌で、人前で笑うことにためらいを感じる、という方は少なくありません。ガミースマイルが著しい場合、矯正治療が必要ですが、軽度ならスマイルトレーニングでもカバーできます。

さあ、スマイルトレーニングをはじめましょう！

あわせて行いたい
唇・舌・目のエクササイズ

唇・舌のトレーニング

リラックスしているときに自然に口が開いてしまう。いつも口で息をして（口呼吸）、唇がカサカサしている。食事中よく舌が見える。思い当たる方は、口のまわりの筋肉（口輪筋）がゆるく、舌癖（ぜつへき／舌を前に出すクセ）があるかもしれません。美しい笑顔のためには、口唇の力を強め、舌の正しい位置や動きをマスターすることが大切です。

口のまわりの筋肉を強くする「リップエクササイズ」

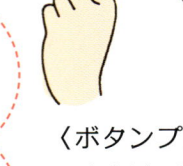

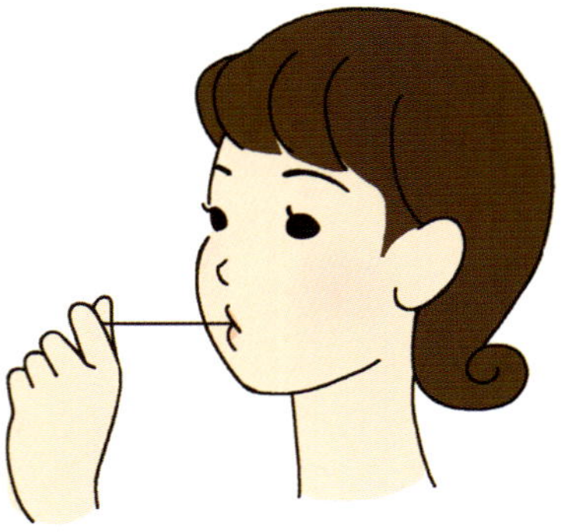

〈ボタンプル〉
ひもを通したボタンを、上下の前歯と唇の間ではさみ、唇でボタンが外れないように押さえながら、3秒間ひもをひっぱります。
★7〜10回を1日2回。

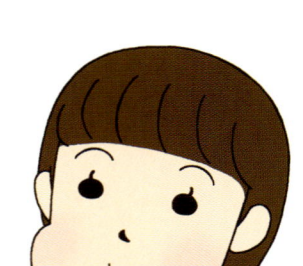

〈ブクブクバルーン〉
空気を口に入れて、頬をできるだけ膨らませて空気を左右に移動させます。
★左右交互に5〜8回を1日2回。

舌の動きをよくする「フルフルスポット」

舌を細くし、口の外に出して左右に5〜8回振り、素早く舌の先をスポットにつけます。
★5〜8回を1日2回。

舌を持ちあげる力を強くする「オープン＆クローズ」

舌を上あごに吸い付けたまま、口を大きく開けたり、噛んだりを繰り返します。噛んだときも、唇は開けたままでいるのがポイントです。
★10〜15回を1日2回。

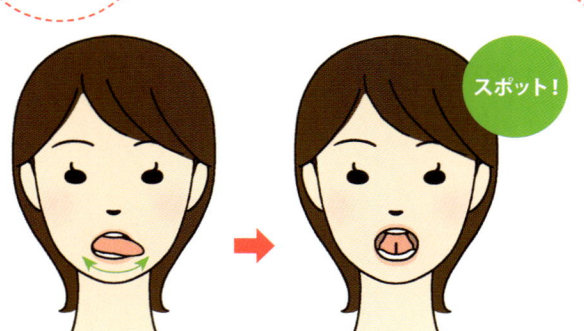

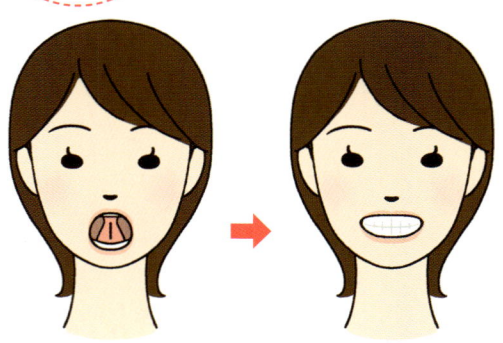

※ 口腔筋機能療法（MFT）とは
指しゃぶりなどにより二次的に生じた舌突出癖や口呼吸により、ゆるんだ口唇を調和のとれた状態に改善する療法。日本では矯正歯科や小児歯科などで行われています。この指導を受ける場合、MFTの講習会に参加して確かな知識と技術を習得した指導者に受診することが望まれます。詳細は、日本口腔筋機能療法研究会まで。
〈ホームページ　www.oralmyofunctional.info　事務局：春恒社　TEL.03-5291-6231〉

舌を上に持ちあげる力をつける「ポッピング」

舌全体を上あごに吸い上げ「ポン!」と音を出します。このとき、舌の先は正しい位置（スポット）につけ、丸めないこと。
★10〜15回を1日2回。

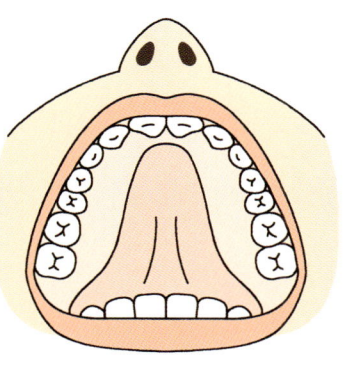

★スポットとは？
舌の先をいつもつけておく位置は、上の前歯の少し後ろ。舌の先が少しだけ前歯の裏に触れるくらいです。

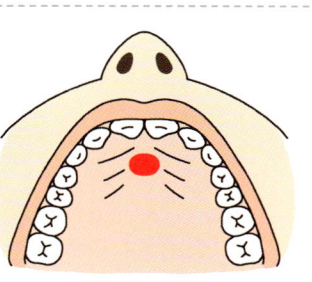

きれいな笑顔をつくる目のトレーニング

口だけの笑顔は、相手に不自然な印象を与えてしまいます。スマイルトレーニングとあわせて目のトレーニングも行い、自然な笑顔を目指しましょう。なお、最初のうちは筋肉の動きを意識するため、目と口のトレーニングは別々に行うのがおすすめですが、慣れてきたら一緒に行ってもよいでしょう。

〈ステップ1、2〉で5〜10秒かけ、それを3セット、毎日2回以上行います。

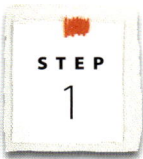 眼輪筋（☞9ページ）を意識しながらゆっくり目を閉じて、2〜3秒間キープ。

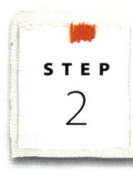 上まぶたと額の筋肉を意識しながら、目をゆっくり大きく見開いて、3〜5秒間キープ。その後、もとに戻して数秒休憩。この動作を3回繰り返します。

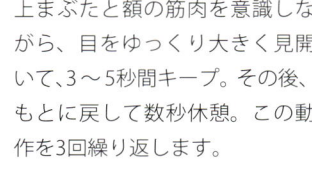

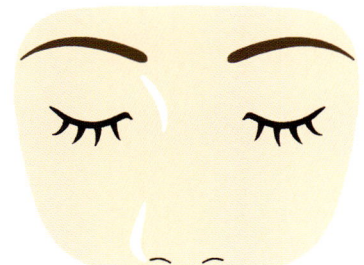

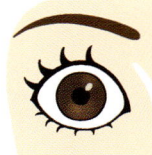
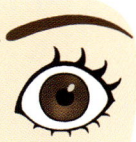

さあ、スマイルトレーニングをはじめましょう！

※『MFT入門』（わかば出版より一部引用）

矯正治療後のホワイトニングで、さらに印象アップ！

笑ったとき、真っ白な歯が口もとからこぼれると、清潔な好印象を与えるもの。美しい笑顔の総仕上げとして、ホワイトニングを取り入れてみてはいかがでしょう？

あなたは自宅派？ それともクリニック派？

　ホワイトニングには、歯科医の指導のもとに、自宅で手軽に行える「ホームホワイトニング」と、クリニックで行う「オフィスホワイトニング」があります。いずれの方法でも、歯は十分白くなります。ただし、一度歯をホワイトニングしても、その人の生活習慣や加齢などの原因によって再び歯は着色してくることも。お茶やタバコを多くたしなむ方は、一度漂白しても再び黒っぽくなることがあります。しかし、歯科医院での専門的な歯のクリーニング（PMTC）など、定期的にメンテナンスを行うことで白い歯を維持できるでしょう。

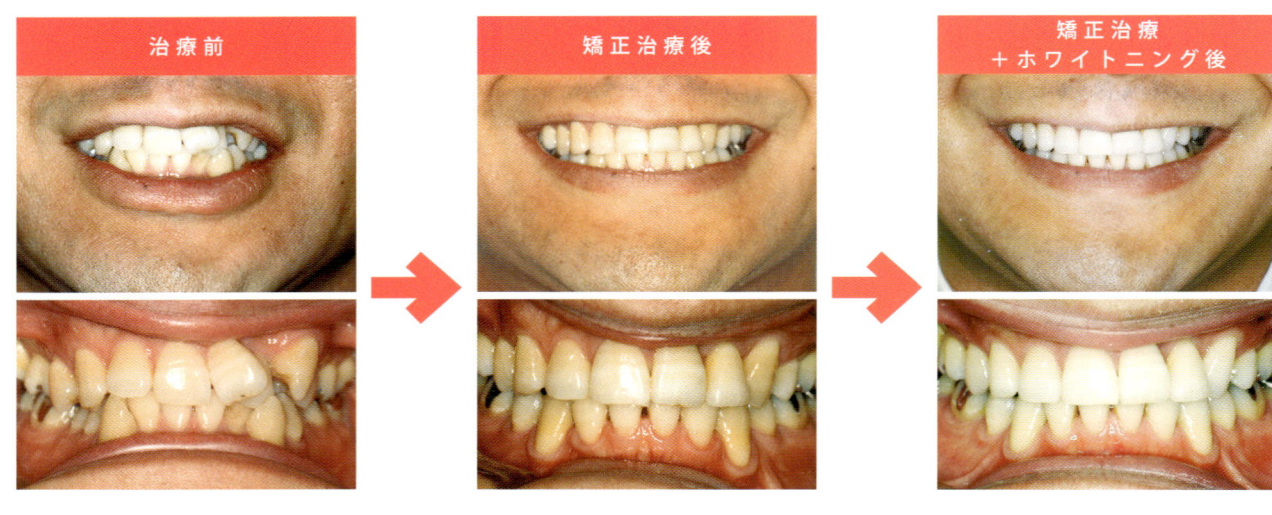

治療前 → 矯正治療後 → 矯正治療＋ホワイトニング後

歯が変色する主な原因

外因性
1. 有色物質の沈着
　（コーヒー、茶シブ、タバコなど）
2. むし歯
3. 修復物の変色
　（主にプラスチックの詰め物）
4. 金属塩
　（銀の詰め物）

内因性
1. 加齢
2. 化学物質や薬剤
　（フッ素、テトラサイクリンなどの抗生物質）
3. 歯の障がい
　（外傷による歯の神経の出血、歯の神経の壊死、歯の神経を抜くなど）

自宅で無理なくできるホームホワイトニング

ホームホワイトニングでは、写真のような透明のプラスチック製の歯型トレーをつくります。そのトレーの中に漂白剤を入れて、毎日、または数日おきにトレーを歯に装着し、ホワイトニングします。

この方法の利点は、家で無理なく自分のペースでホワイトニングできること、歯が自然な白さになることです。また、一度つくった透明な歯型トレーを保管しておき、薬剤だけを新たに購入すれば、着色が気になるたびにホワイトニングすることができます。（歯科医の指導のもとに行ってください）

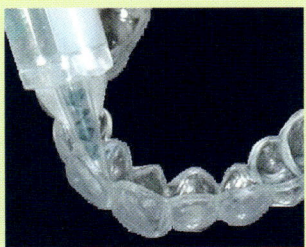
トレーにホワイトニングの薬剤を注入

〈注意点〉
ホームホワイトニングで使用する漂白液は弱いため、乳幼児の頃に服用した薬（テトラサイクリンなど）による着色や、歯の表面のエナメル質が白くなる形成不全などの変色には効果が少ないと言われています。

歯が短時間で白くなるオフィスホワイトニング

オフィスホワイトニングでは、歯を白くする薬剤（過酸化水素、または過酸化尿素）を歯に直接塗布します。一方、このような薬剤とともに光を歯に直接当てることによって、より短時間でホワイトニングする方法もあります。

このほか、歯の神経が死んで変色した歯の場合は、歯の裏側を削って神経の中に直接漂白剤を入れる方法があります。

〈注意点〉
ホームホワイトニングに比べて歯の色が戻りやすく、直後は不透明な白さになる傾向があります。また、知覚過敏が生じやすいと言われています。

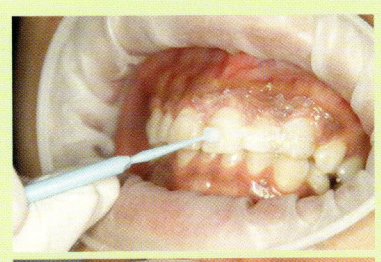
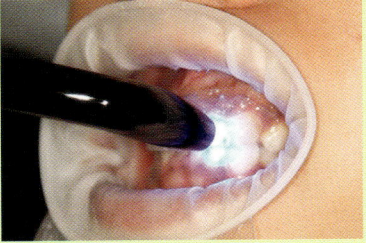
薬剤を歯につけ、レーザーをあてる

〈西村耕三先生ご提供〉

くわしくは、かかりつけの歯科医院にお問い合わせください。

SmileSmileSmile Part 3
矯正治療で、美しいスマイルを手に入れる

整った歯並びと咬み合わせは、食べ物をしっかり噛むという機能はもちろん、
笑顔を魅力的に見せてくれるもの。
成人でも可能な矯正治療で、清潔感あふれるスマイルを実現しましょう。

Case ❶ 上顎前突（出っ歯）

前歯を引っ込めることで、笑ったときに口角があがりやすくなります

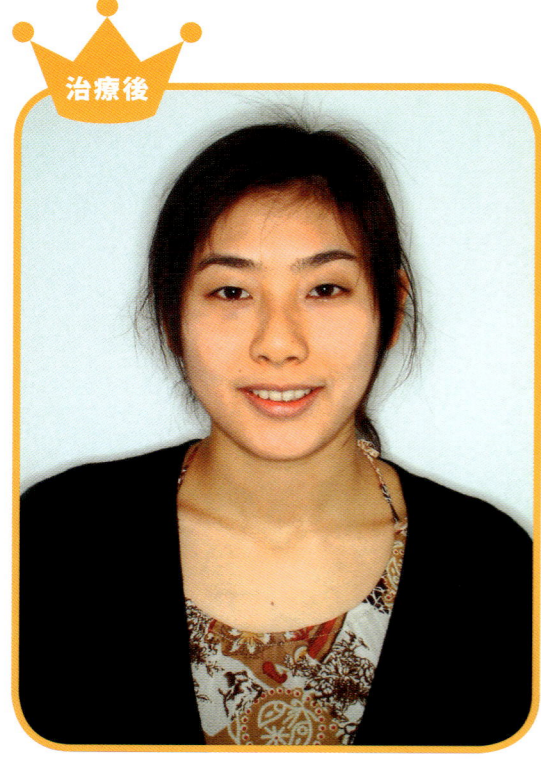
治療後

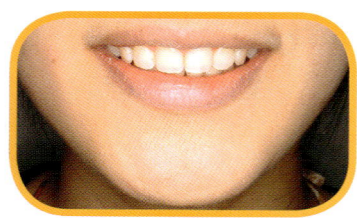

> おしゃべりも食事も
> スマイルも、
> 自然にできるように
> なりました

FROM DOCTOR

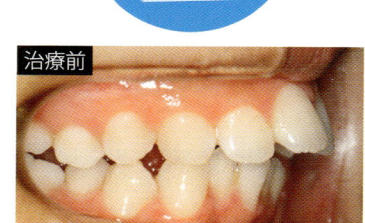
治療前

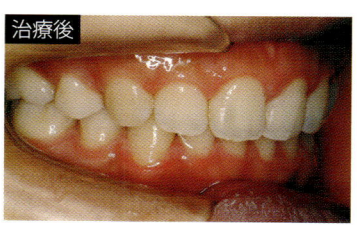
治療後

あごの大きさの中に歯をきれいに並べるために、上顎左右の第一小臼歯（前から4番目の歯）を抜歯。その後、矯正装置（マルチブラケット）をつけて歯並びと咬み合わせを整えていきました。
★治療期間：2年2カ月

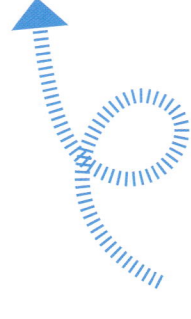

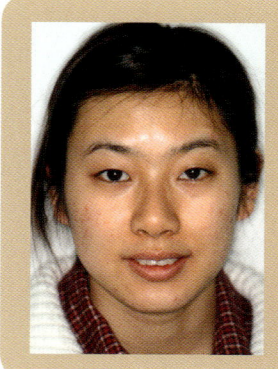
治療前

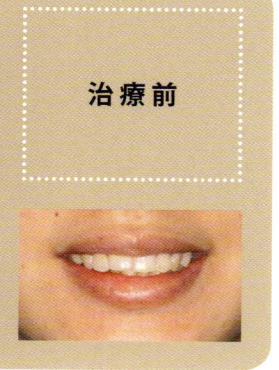

Eラインも整って横顔もすっきりと美しく！

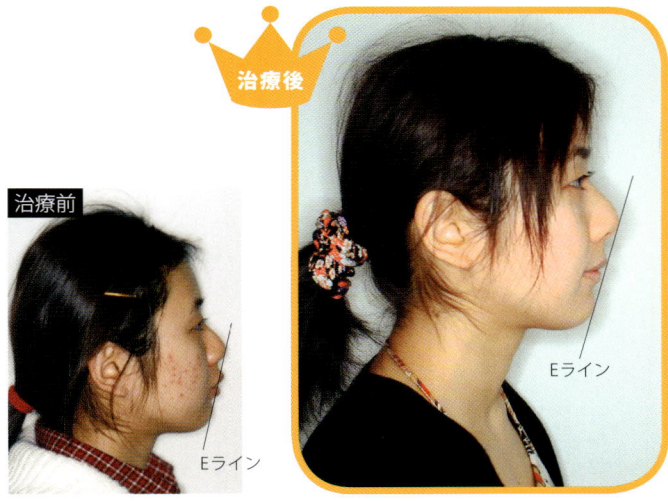

治療前：上下の唇がEラインより出ている
治療後：上下の唇がEライン内に入っている

あごのラインがシャープになり、上品な印象に

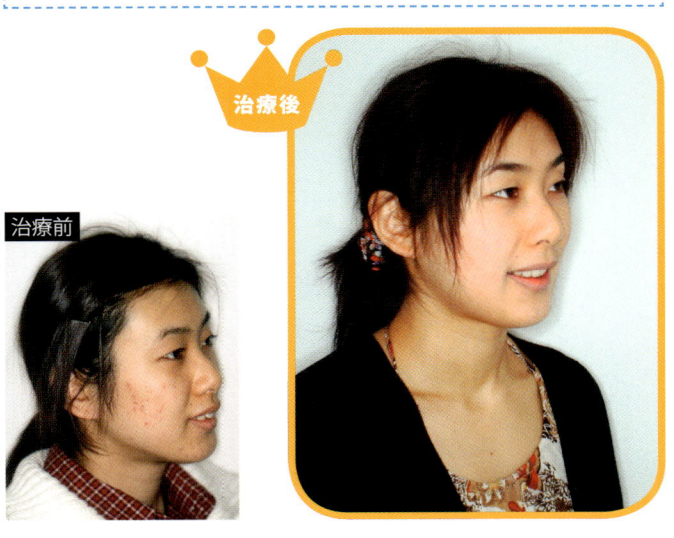

基礎知識

上顎前突とは？

上の前歯が前方へ出ている咬み合わせ。場合によっては、下あごが上あごより後方にあったり、下あごの骨自体が小さいこともあります。前歯でものが噛みにくいほか、唇が閉じにくいために花粉やハウスダストが口の中に入り、アレルギーが起こりやすいなどのデメリットが。また、転んで前歯をぶつけてケガしやすいのも気になる点です。

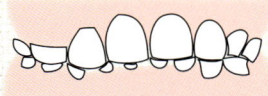

スマイルへの影響

上顎前突の方にはC-1とC-2スマイル（☞7ページ）が多く、口角があがりにくい傾向が。また、笑ったときに上の歯肉が見える「ガミースマイル」（☞27ページ）になりやすいのも特徴です。

治療方法

矯正治療では、前歯を引っ込めるために必要に応じて後方の永久歯（第一小臼歯など）を抜いて治療します（成長期の子どもの場合は、上あごや下あごの成長バランスを整える治療を行います）。

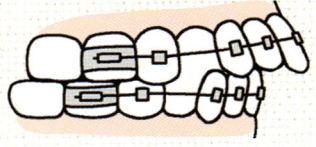

矯正治療でなく短時間で前突を改善する場合は、前突した前歯の横幅を少しずつ削ったり、差し歯にする方法もあります。

くわしくは、かかりつけの歯科医院にお問い合わせください。

Case ❷ 叢生（そうせい／乱ぐい歯・八重歯）

デコボコした歯並びと咬み合わせを整えればすっきりと上品な口もとに変わります

ズレていた上下の前歯の中心もきれいに揃いました

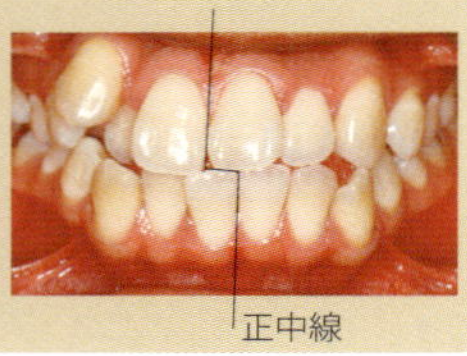

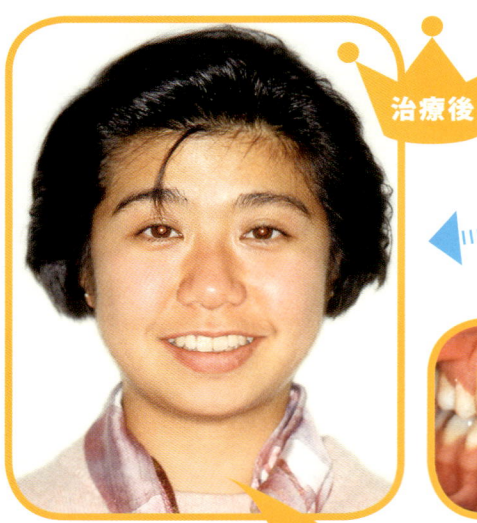

治療後

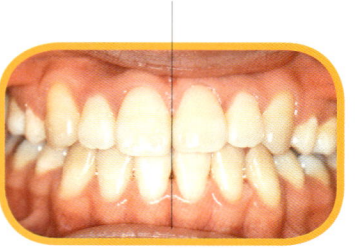
正中線

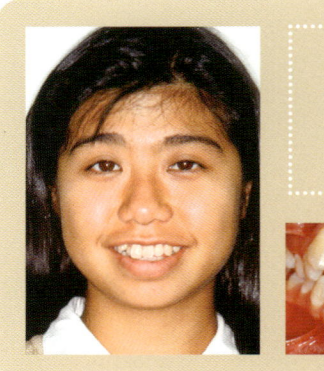
治療前
正中線

口もとが少し引っ込み、あごにかけてのラインも美しく

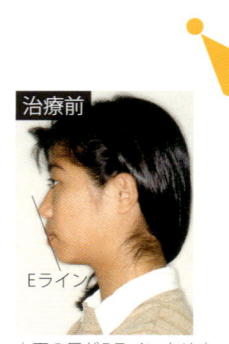
治療前
Eライン
上下の唇がEラインよりオーバー

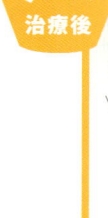
治療後

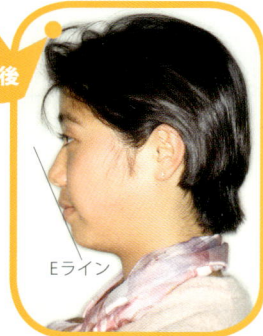
Eライン
上下の唇がEライン上に

笑うたびに唇に引っかかっていた八重歯がなくなり、スマイルが楽しくなりました

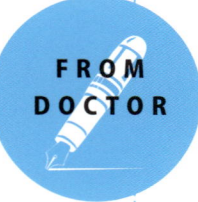
FROM DOCTOR

小さいあごに歯をきれいに並べるために、上顎左右の第一小臼歯（前から4番目の歯）を抜歯。その後、矯正装置（マルチブラケット）をつけて歯並びや咬み合わせを整えていきました。
★治療期間：1年8カ月

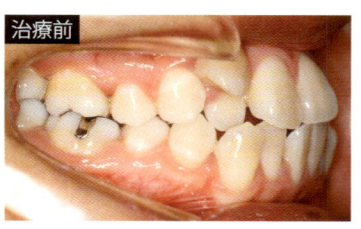
治療前

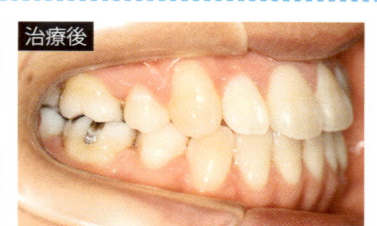
治療後

基 礎 知 識

叢生とは？

歯の大きさと歯の植わっているあごの大きさが異なるため、歯が並びきらず、前歯がデコボコで不揃いな咬み合わせ。頻繁に食べ物が詰まり、磨きにくさから歯磨きも不十分になりがち。その結果、むし歯や歯周病になりやすく、口臭が起こる場合もあります。

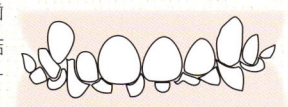

スマイルへの影響

唇が八重歯やデコボコした歯に引っかかり、引きつれたような不自然な笑顔になりがちです。

治療方法

矯正治療では歯とあごの大きさが異なっている場合、成長の終了していない子どもであれば、あごを側方拡大することも。また、デコボコが大きい大人の場合は、歯を抜くこともあります。

矯正以外の治療法

矯正治療以外の方法では、歯の一部を削って差し歯にしたり、歯を削ってプラスチックで歯の形を整えるという治療法もあります。矯正治療は平均2〜3年の治療期間が必要ですが、自分の歯でバランスよく噛める歯並びになるのが最大の利点です。この点、差し歯などでの治療は1〜2カ月と早く治りますが、将来つくり直す必要があります。

矯正治療の基本的な流れ

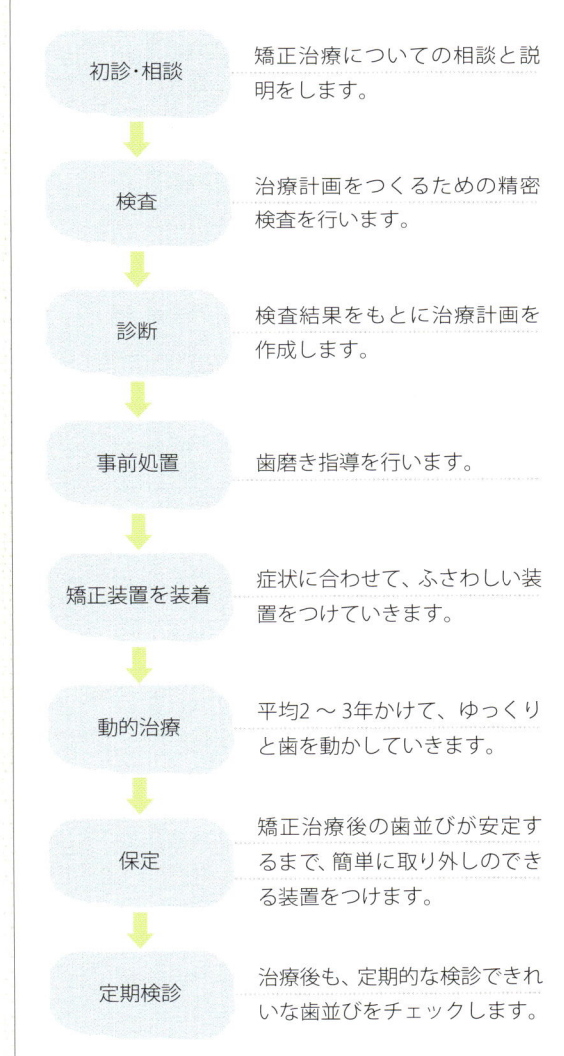

矯正治療で、美しいスマイルを手に入れる

くわしくは、かかりつけの歯科医院にお問い合わせください。

Case ❸ 下顎前突（受け口）
（外科治療を併用した矯正治療）

上下の前歯が逆に咬み合う「受け口」。
治療によって、下あごのラインが大きく変わります

治療後

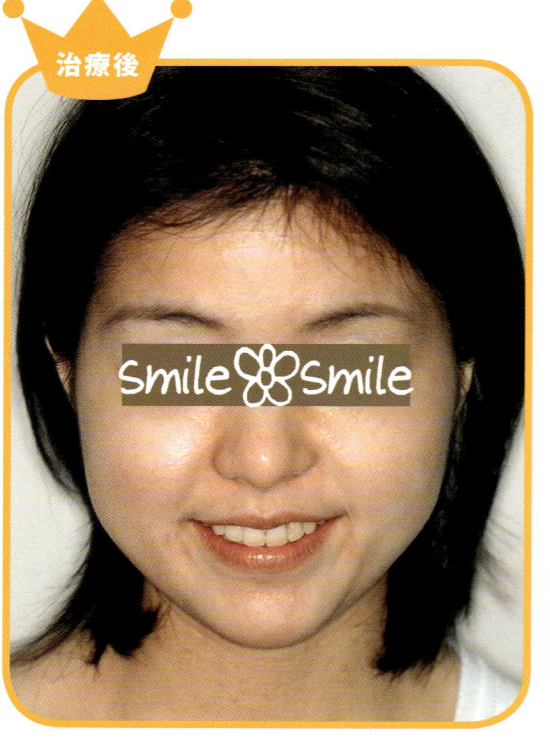

笑顔に自信がもてるって、
なんて
素晴らしいことでしょう！

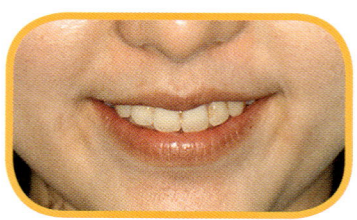

FROM DOCTOR

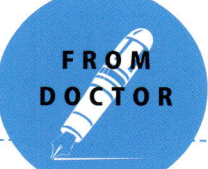

治療前
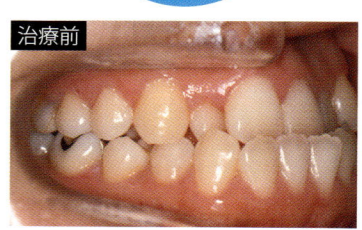

治療後
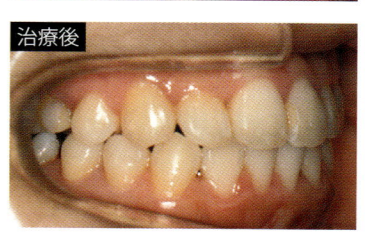

小さいあごに歯をきれいに並べるために、上顎左右の第二小臼歯（前から5番目の歯）を抜歯。その後、外科手術を併用した矯正治療を行いました（☞28〜29ページ）。
★治療期間：2年3カ月

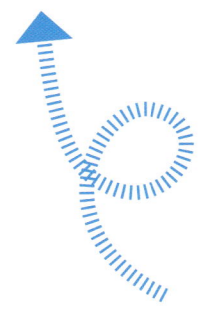

治療前
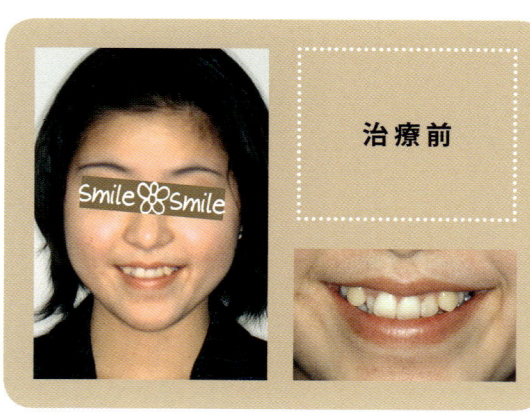

外科手術を併用して下あごを短くし、ぐっと若々しいスマイルに！

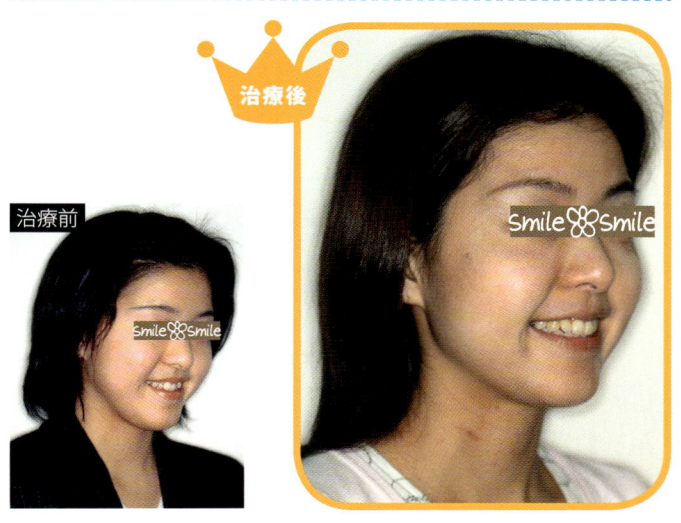

治療前 / 治療後

上下の唇がEライン内に収まり、すっきりと清潔感のある横顔に

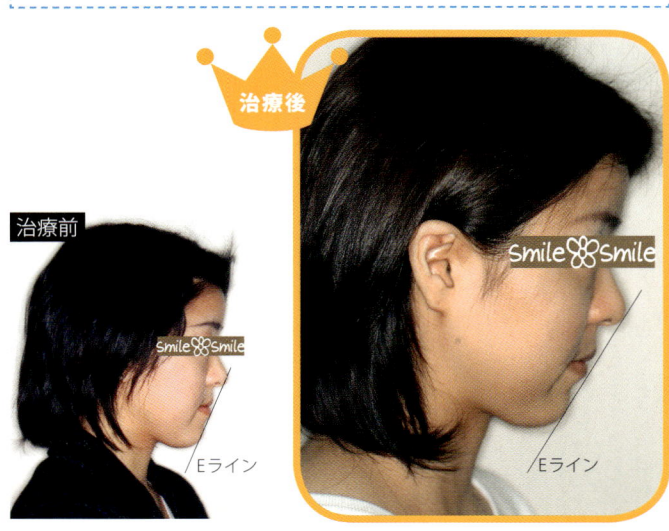

治療前：上下の唇がEラインぎりぎり / 治療後：上下の唇がEライン内に

基礎知識

下顎前突とは？

上の前歯より下あごが前に出ている咬み合わせ。前歯が上下で反対に咬み合っているため、前歯でものが噛み切れず、消化が悪くなります。また、「サ行」などの発音が悪くなることも。審美的には、下あごが前に出ているため、顔のバランスの崩れを気にする方も多くいます。

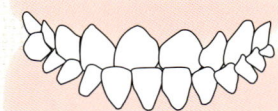

スマイルへの影響

一般的に口角があがらず、下の前歯や歯肉が見えることが多いため、若々しさが損なわれてしまいます。また、下あごやあごの先が前方に出ていることから、下唇や下あご付近の緊張が強く、笑うと不自然な感じを与えがちです。

治療方法

あごの問題がない場合は、通常のマルチブラケット（ワイヤーとブラケット）をつけた矯正治療で改善できます。しかし、あごの上下のズレが大きい場合は「外科的矯正治療」といって、矯正治療に加えて外科的に下あごを短くしたり、上あごを前方に出したりすることで改善を行うことになります（☞28～29ページ）。

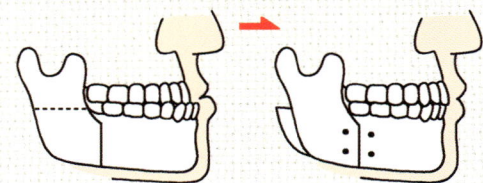

下あごの大きい骨格性前突症では、下顎骨前方部分を後方に移動して、下あごを短くします。

くわしくは、かかりつけの歯科医院にお問い合わせください。

Case ❹
開咬(かいこう)／空隙歯列(すきっ歯)／ガミースマイル(過蓋咬合)

奥歯の一部しか咬み合っていない開咬。
放っておくと、顔だちにも影響が出てしまいます

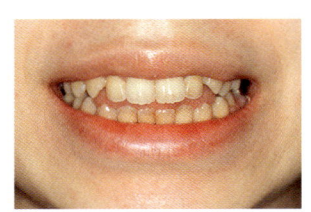
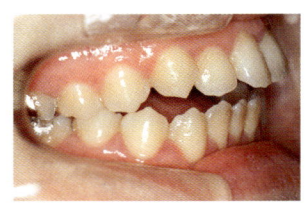
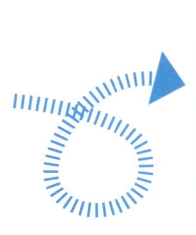
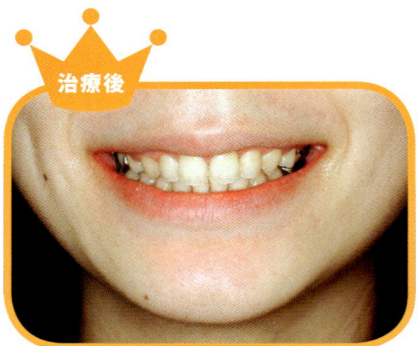

治療後

すべての歯が、上下できちんと咬み合うようになりました

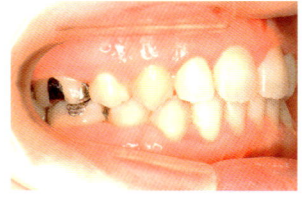

Eラインも整って、横顔も美しく

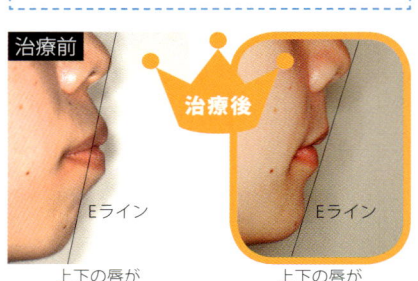

治療前 / 治療後
Eライン
上下の唇がEラインよりオーバー
上下の唇がEライン内に

開咬とは？

奥歯を咬んでも上下の前歯がまったく咬み合わない状態で開いているため、お蕎麦などの麺類が前歯で噛み切れず、ものを飲み込むときに舌を前に出す舌癖（ぜつへき）が伴います。この癖があると、日常生活で発音が不明瞭になったり、さらに開咬が悪化することも。また、舌で押されて上の前歯が前方に出てくることもあります。

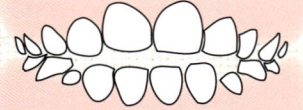

治療方法

舌のトレーニングを行います。加えて、叢生や上顎前突が伴う場合は、必要に応じて小臼歯(前から4～5本目の歯)などを抜いてから、矯正治療で上下の歯を咬み合わせます。近年では、矯正治療の際、歯の植わっている骨に小さなチタン製の安全なミニスクリュー（インプラントの一種）を入れて治療を行うこともあります。

【軽度な場合】
前歯を削り、プラスチックや陶材製の人工の歯をかぶせて歯を長くすることで改善できます。ただし、歯のバランスが悪くなります。

【重度な場合／矯正治療に十分な時間がとれない場合】
上下のあごに外科手術を行い、開咬を治す方法があります。

このほか、審美的に気になるのが「すきっ歯」と「ガミースマイル」です

空隙歯列（すきっ歯）とは？
歯があごの骨に対して小さいため、舌癖で歯と歯の間に隙間ができる咬み合わせ。

治療方法
矯正治療で隙間を閉じていきます。歯列に問題がなく、前歯に隙間があるだけ（正中離開）であれば、矯正治療をせず、歯にレジンを詰めて隙間を埋めることも。ただし、上唇の内側から歯肉にわたるヒモ状の粘膜ヒダ（上唇小帯）の異常が原因の場合や、上あごの骨の中にある余分な歯（正中過剰歯）が原因の場合、外科処置が必要となります。また、舌癖が原因の場合は、舌癖のトレーニングも併用することになります。

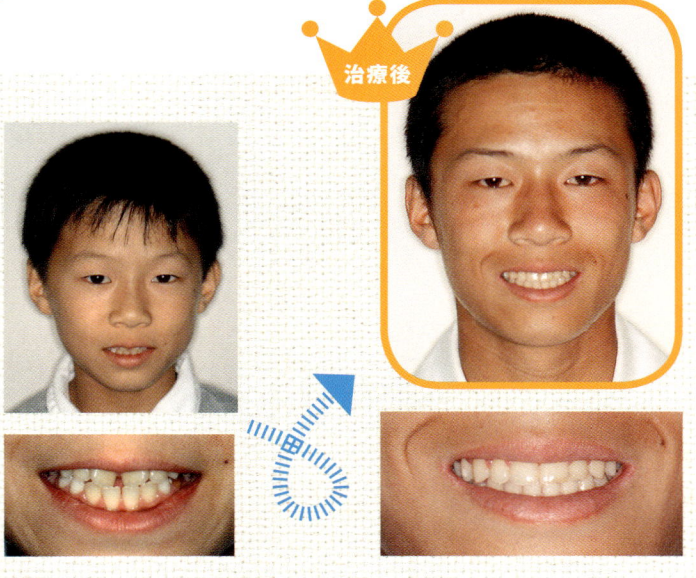

ガミースマイル（過蓋咬合）とは？
上あごと下あごの歯の咬み合わせが深く、下あごの前歯がほとんど見えない咬み合わせ。

治療方法
口もとの著しい突出を伴う場合、小臼歯（前から4～5番目の歯）を抜歯したうえで矯正治療を行います（右写真）。その際、上の前歯を上方に移動します。最近では、チタン製のミニスクリュー（インプラントの一種）を抵抗源として用いて短期間で治療する方法も。また、ガミースマイルの程度がわずかな場合、歯と歯肉の境目の歯肉を切って、歯肉の見えすぎをカバーする場合もあります。

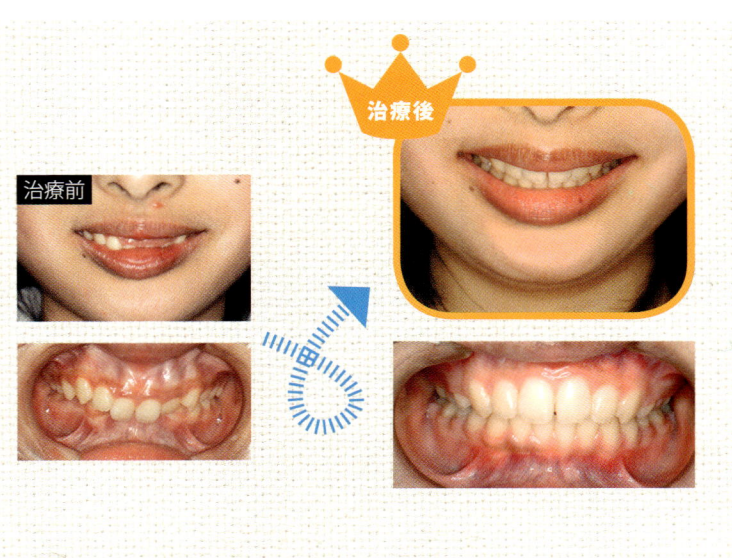

くわしくは、かかりつけの歯科医院にお問い合わせください。

Case ❺ 顎変形症(がくへんけいしょう)

外科手術の併用で、よりよい歯並びと咬み合わせ、そしてバランスのとれた顔だちが得られます

以前は、下あごが左にズレ、不安定な咬み合わせだった

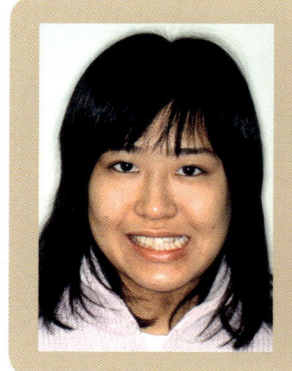
治療前

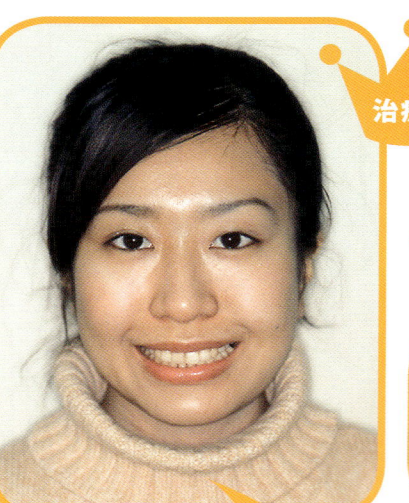
治療後

顔の変形が改善されたことで、正面からみた顔もさらに美しく

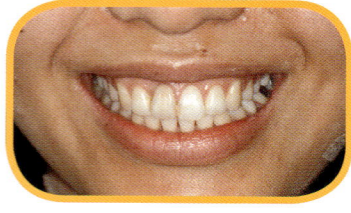

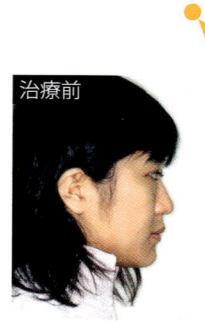
治療前

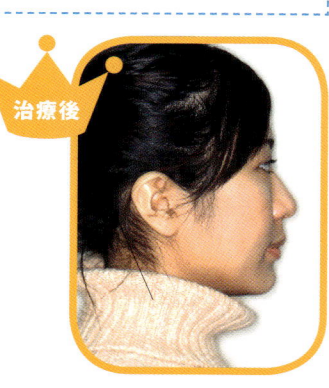
治療後

顔の歪みがなくなり、正しい咬み合わせに自信がもてるように！

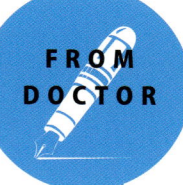
FROM DOCTOR

健康な歯を抜かずにあごのスペースに収めるため、歯列を拡げ、矯正装置（マルチブラケット）で咬み合わせを整えます。その後、外科手術を併用した矯正治療を行いました。
★治療期間：1年1カ月（手術前の矯正6カ月、手術後の矯正7カ月）

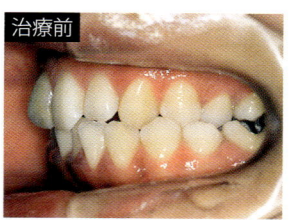
治療前

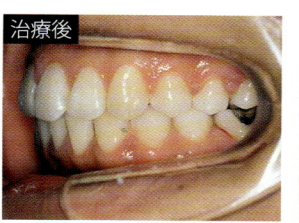
治療後

基礎知識

顎変形症とは？

骨格に問題のある下顎前突や上顎前突、開咬など、あごの骨の変形が大きく、歯の移動だけでは改善が難しい歯並びや咬み合わせ。特に、下あごの左右へのズレは、矯正治療に加えて、外科手術によって下あごのバランスを整えることが望まれます。

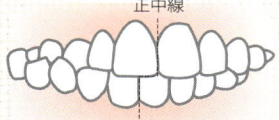
右変位の場合　　正中線

スマイルへの影響

骨格性の下顎前突の場合、下あごが大きいために口角があがりにくく、結果として下の歯が見えやすくなります。また、下あごの左右へのズレがあると左右の奥歯の噛む面が傾き、口角に左右差が出てしまいます。

外科手術を併用する矯正治療のメリット・デメリット

【メリット】
全身麻酔のため、手術は痛みもなく、バランスのよい顔だちになれます。

【デメリット】
手術にあたって約2週間の入院が必要です。また、100％安全ではなく、まれに唇にしびれが残る場合があります。しかし、通常しびれは時間とともに軽減し、違和感はなくなります。
（外科手術のリスクに関しては、口腔外科医などにおたずねください）

外科的矯正治療の基本的な流れ

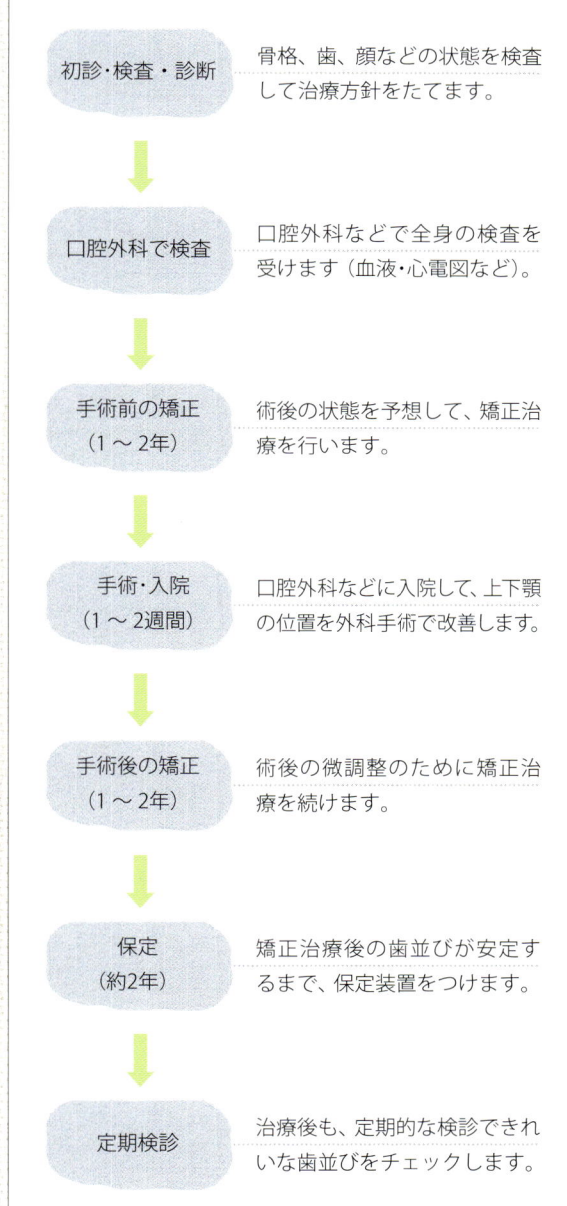

初診・検査・診断	骨格、歯、顔などの状態を検査して治療方針をたてます。
口腔外科で検査	口腔外科などで全身の検査を受けます（血液・心電図など）。
手術前の矯正（1〜2年）	術後の状態を予想して、矯正治療を行います。
手術・入院（1〜2週間）	口腔外科などに入院して、上下顎の位置を外科手術で改善します。
手術後の矯正（1〜2年）	術後の微調整のために矯正治療を続けます。
保定（約2年）	矯正治療後の歯並びが安定するまで、保定装置をつけます。
定期検診	治療後も、定期的な検診できれいな歯並びをチェックします。

くわしくは、日本臨床矯正歯科医会（☞32ページ）等にお問い合わせください。

素晴らしい笑顔との出会い

「笑顔の研究」を行うきっかけは、小学4年生のある少女との出会いでした。その少女は、生まれながら唇と上あごの骨に傷（口唇口蓋裂）があり、私が矯正歯科の大学院1年生のときに治療を担当しました。はじめて会ったときから彼女は能面のように無表情で一言もしゃべらず、苦しみと悲しみに耐えてきた様子でした。2年4カ月後には難しい「受け口」も改善され、少しは話もできるようになりましたが、相変わらず「ニコッ」ともしませんでした。ところが、私が1985年に矯正の専門医として開業後、社会人となった彼女が、お化粧をして、なんと雲ひとつない青空のような満面の笑みでクリニックに現れたのです。そのとき、「私の辛い気持ちを理解してくれたのは先生だけだった」とつぶやいたのを聞いて私は胸を熱くし、矯正医としての満足感とともに、笑顔の素晴らしさを実感したのでした。

開業して二〇数年が経つ今、多くの皆様に笑顔の素晴らしさを知っていただきたいという思いは強まるばかりです。そう思う背景には、私自身のコンプレックスがあります。実は、中学校から私のあごは、三日月のように長く、やや左へずれていました。そのため、笑うと口角に左右差があり、それが恥ずかしくて、矯正医になってからも患者さんの前ではマスクがはずせませんでした。そんな私が思い切って外科手術と歯並びの矯正治療を受けたのは、44歳のときでした。治療によって、思春期以来のコンプレックスから解放され、その結果、以前からの肩・首のひどいこりや腰痛も改善し、身も心も羽が生えたように軽くなりました。そして手術後、熱心にスマイルトレーニングを行っていると、不思議なことに仕事やプライベートでのトラブルが減っていきました。このことから、自分の人生をよりよくするには、努力して自分が変わらなくてはならないことを学んだのです。このような経験から、ぜひ皆様方にもスマイルトレーニングをおすすめしたいと思っています。

最後になりましたが、執筆にあたって貴重なご意見をくださった日本臨床矯正歯科医会の大野粛英先生、元東京歯科大学教授の山口秀晴先生に心からの感謝を申し上げます。

2009年6月　歯学博士　舩木 純三

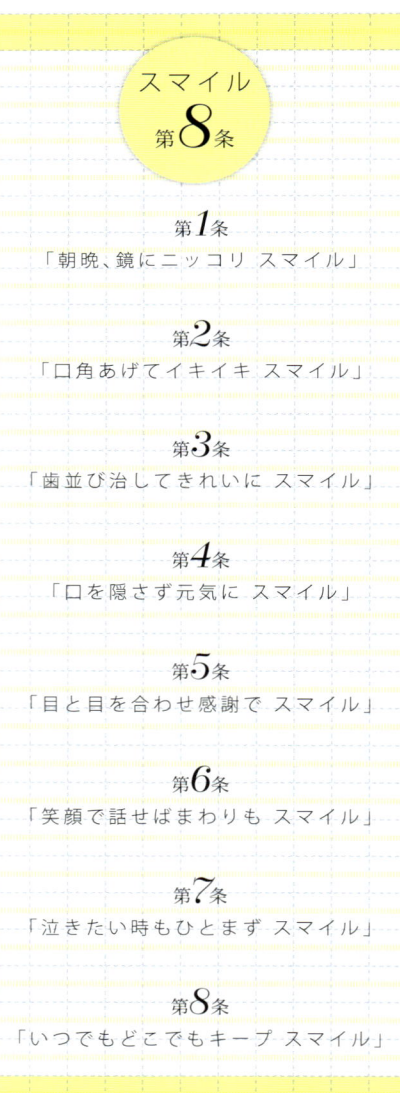

スマイル第8条

第1条
「朝晩、鏡にニッコリ スマイル」

第2条
「口角あげてイキイキ スマイル」

第3条
「歯並び治してきれいに スマイル」

第4条
「口を隠さず元気に スマイル」

第5条
「目と目を合わせ感謝で スマイル」

第6条
「笑顔で話せばまわりも スマイル」

第7条
「泣きたい時もひとまず スマイル」

第8条
「いつでもどこでもキープ スマイル」

関連データ集

(すべて「ふなき矯正歯科」調べ)

歯に関する項目が、一般女性で8割近く。歯科衛生士でも6割にのぼった。

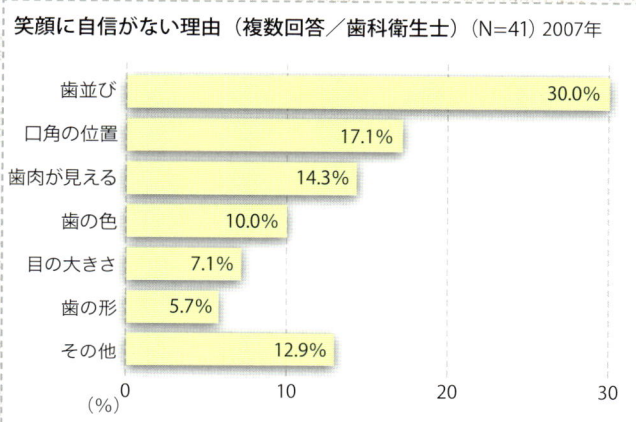

笑顔に自信がない理由（複数回答／歯科衛生士）（N=41）2007年
- 歯並び 30.0%
- 口角の位置 17.1%
- 歯肉が見える 14.3%
- 歯の色 10.0%
- 目の大きさ 7.1%
- 歯の形 5.7%
- その他 12.9%

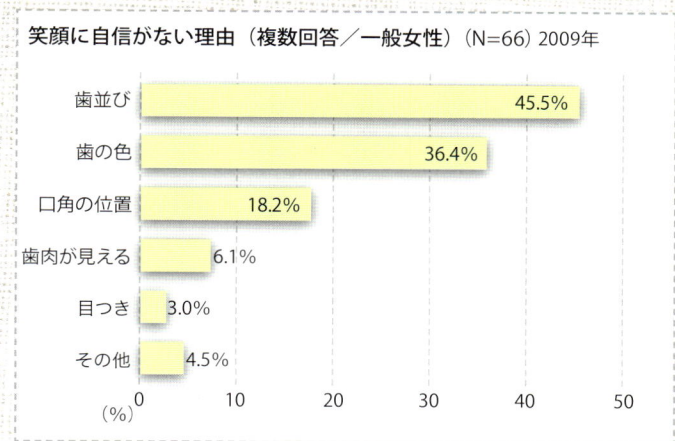

笑顔に自信がない理由（複数回答／一般女性）（N=66）2009年
- 歯並び 45.5%
- 歯の色 36.4%
- 口角の位置 18.2%
- 歯肉が見える 6.1%
- 目つき 3.0%
- その他 4.5%

日本人は、4ヵ国中もっとも口に手をあててスマイルしていた。

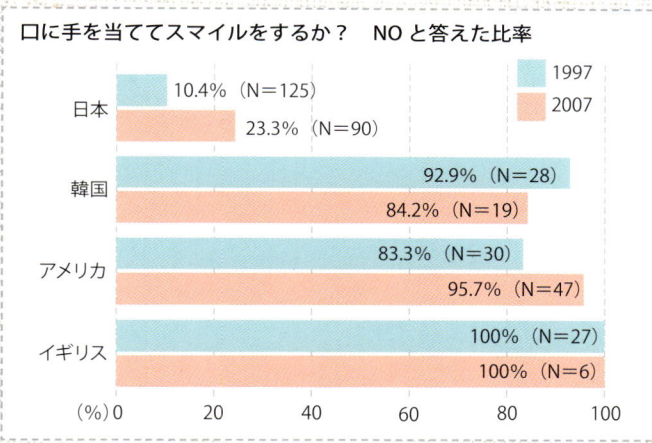

口に手を当ててスマイルをするか？ NOと答えた比率
- 日本　1997: 10.4%（N=125）／2007: 23.3%（N=90）
- 韓国　1997: 92.9%（N=28）／2007: 84.2%（N=19）
- アメリカ　1997: 83.3%（N=30）／2007: 95.7%（N=47）
- イギリス　1997: 100%（N=27）／2007: 100%（N=6）

矯正治療後、男女ともにスマイルタイプの改善があった。
特に、女性のほうが男性より改善の割合が大きかった。

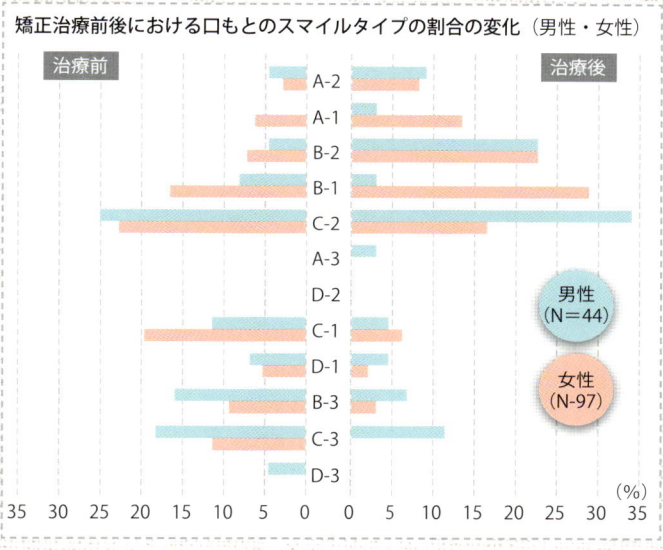

矯正治療前後における口もとのスマイルタイプの割合の変化（男性・女性）
男性（N=44）／女性（N=97）

1995年は7割弱だったが、2009年には自信のない人が7割を超えていた。

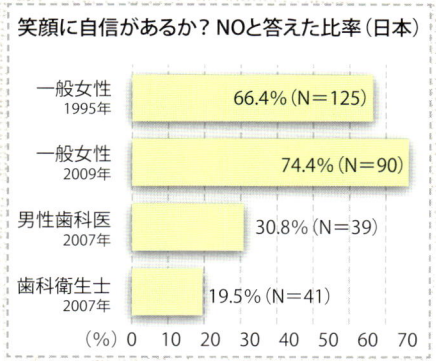

笑顔に自信があるか？ NOと答えた比率（日本）
- 一般女性 1995年 66.4%（N=125）
- 一般女性 2009年 74.4%（N=90）
- 男性歯科医 2007年 30.8%（N=39）
- 歯科衛生士 2007年 19.5%（N=41）

スマイル時、日本人の口もとは、口角が下がるC-2がもっとも多かった。

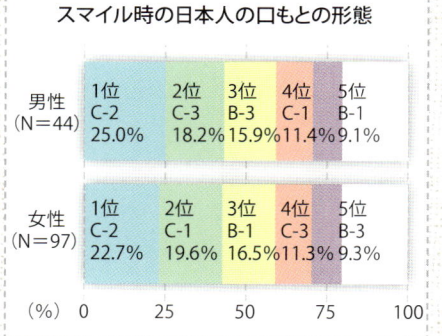

スマイル時の日本人の口もとの形態
- 男性（N=44）: 1位 C-2 25.0%／2位 C-3 18.2%／3位 B-3 15.9%／4位 C-1 11.4%／5位 B-1 9.1%
- 女性（N=97）: 1位 C-2 22.7%／2位 C-1 19.6%／3位 B-1 16.5%／4位 C-3 11.3%／5位 B-3 9.3%

日本人は口角が上がり、上下の歯が見えるA-2。
欧米人は口角が上がり、上の歯が見えるA-1が好まれた。

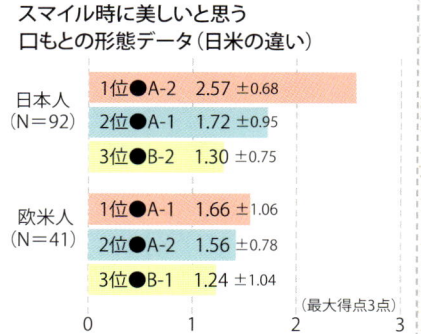

スマイル時に美しいと思う口もとの形態データ（日米の違い）
- 日本人（N=92）: 1位 ●A-2 2.57 ±0.68／2位 ●A-1 1.72 ±0.95／3位 ●B-2 1.30 ±0.75
- 欧米人（N=41）: 1位 ●A-1 1.66 ±1.06／2位 ●A-2 1.56 ±0.78／3位 ●B-1 1.24 ±1.04

（最大得点3点）

データをお使いになるときは、必ず右記にご連絡ください。ふなき矯正歯科 TEL.042-728-7977 FAX.042-728-1393

著者プロフィール●舩木純三（ふなき　じゅんぞう）

1950年生まれ。東京医科歯科大学歯学部卒業。同大学歯科矯正学講座大学院修了。同大学助手・医局長を経て、1985年ふなき矯正歯科町田クリニック、2000年経堂クリニック開設。院長。東京医科歯科大学・昭和大学・北里大学等の非常勤講師を歴任。2003年日本臨床矯正歯科医会副会長就任。2006年東京都学校歯科医会理事就任。著書に、『口は何のためにあるか』（共著）、『あごのかたち－外科的矯正治療ガイド』、『笑顔外来』（以上、風人社）、『矯正歯科Q&A』（共著、保健同人社）『MFT入門』（共著、わかば出版）がある。

日本臨床矯正歯科医会とは、5年以上の矯正歯科の臨床経験を有し、矯正歯科を専従とし、所在地区会員1名を含む会員3名以上の推薦を受けたオルソドンティスト（矯正歯科医）の団体です。
http://www.orthod.or.jp

口もとからつくる きれいな笑顔
定価（本体2,800円＋税）
平成21年6月14日発行　第1版第1刷

著　者　舩木 純三
発行者　百瀬 卓雄
印刷所　株式会社大熊整美堂

発　行　わかば出版株式会社
発　売　株式会社シエン社
　　　　〒112-0004　東京都文京区後楽1-1-10
　　　　TEL.03(3816)7818　FAX.03(3818)0837
　　　　http://www.shien.co.jp

ブックデザイン：大坪輝世（スプリングデザインスタジオ）
イラスト：加藤美紀
写真（10～11ページ）：河野鉄平
編集：冨部志保子（有限会社グルーラップ）

© Junzo Funaki 2009, Printed in Japan ［検印廃止］
ISBN 978-4-89824-048-9 C0047

本書を無断で複写複製（コピー）することは、特定の場合を除き、著作権者および出版社の権利侵害となります。